外科系医師のための臨床研究

手術を評価するアウトカム

本多 通孝
福島県立医科大学教授・低侵襲腫瘍制御学講座

医学書院

外科系医師のための臨床研究 手術を評価するアウトカム

発　　行　2019 年 7 月 15 日　第 1 版第 1 刷ⓒ

著　　者　本多通孝
　　　　　ほん だ みちたか

発行者　株式会社　医学書院

　　　　　代表取締役　金原　俊

　　　　　〒113-8719　東京都文京区本郷 1-28-23

　　　　　電話　03-3817-5600(社内案内)

印刷・製本　真興社

本書の複製権・翻訳権・上映権・譲渡権・貸与権・公衆送信権(送信可能化権
を含む)は株式会社医学書院が保有します.

ISBN978-4-260-03932-1

本書を無断で複製する行為(複写,スキャン,デジタルデータ化など)は,「私
的使用のための複製」など著作権法上の限られた例外を除き禁じられています.
大学,病院,診療所,企業などにおいて,業務上使用する目的(診療,研究活
動を含む)で上記の行為を行うことは,その使用範囲が内部的であっても,私的
使用には該当せず,違法です.また私的使用に該当する場合であっても,代行
業者等の第三者に依頼して上記の行為を行うことは違法となります.

[JCOPY] 〈出版者著作権管理機構　委託出版物〉

本書の無断複製は著作権法上での例外を除き禁じられています.
複製される場合は,そのつど事前に,出版者著作権管理機構
(電話 03-5244-5088,FAX 03-5244-5089,info@jcopy.or.jp)の
許諾を得てください.

はじめに

　手術が終わって，外科医が患者さんの家族に対して「手術は成功です」などと言うシーンをテレビドラマ以外で見かけたことがあるでしょうか。メディアでもしばしば「手術成功」または「手術ミス」などという言葉も使われますが，成功，失敗，ミスとは，何を意味するのでしょうか。合併症なく退院したら成功でしょうか。逆に合併症が起こったら，これは失敗でしょうか。癌の手術では合併症がなくても手術後にしばらくして再発したら失敗でしょうか。もちろん，その手術の「目的」が何であるかによるでしょう。

　手術の内容やいろいろな診療科での文化にもよるかもしれませんが，少なくとも私の周囲では手術に対して「成功」とか「失敗」などの表現は使用されないように思います。しかし，術後の説明において「結局手術は成功したのですか？」と患者さん（およびその家族）に聞かれることはあります。その場合，「あなたのおっしゃる"成功"とはどのようなことを指しますか？」と聞いてみると，愕然とする答えが返ってくることがあります。

「予定どおり，無事に手術は終わりました」
「手術は成功したってことですか？」
「えーと，成功とはどのような意味ですか？」
「それはもちろん，がんが治って，また仕事に復帰して今までどおり何
　年も仕事が続けられることです」

　当然ですが，手術前には病状，手術の内容，起こりうる合併症や後遺症についても十分に説明したうえでのやり取りです。「そんなことまだわからん」と言いたくなるかも知れませんが，一方でこの患者さんの立場とすれば，それ（今までどおり何年も仕事を続けること）こそが手術を受けた第一の目的なのです。多少の合併症が起こって入院期間がすこしくらい長くなったとしても，また元気に仕事に復帰できて，家族を養っていくことができるのかどうかが最大の関心事なのです。

iii

「何をもって成功とするか」は一概に決めることができませんが，外科医と患者さん（およびその家族）が共通の認識をもって治療にあたっているかどうかという点において，一度立ち止まって考え直してみる必要があるかもしれません。私たちはしばしば「治療成績」や「手術成績」などと表現しますが，「何をもって手術の結果を評価するのか」という問題は，外科医が臨床研究を行ううえで避けては通れない重大な論点です。そしてこれは研究者側のみの価値観で決定できることではないのです。

　本書は，『外科系医師のための　手術に役立つ臨床研究』（医学書院，2017）の続編として，手術のアウトカムに焦点を当てて書かせていただきました。この領域はまだまだ研究途上だと思います。患者さんそれぞれの好みや考え方はもちろん，時代背景，地域の文化などにも依存する問題であり，医学的のみならず難しい社会学的要素も含まれてくるでしょう。しかし，手術を生業とする以上，結果を振り返り，それを糧として次につなげることが必要です。すぐに解決できない難しいことであっても，次世代を見据えて取り組んでいかなければなりません。

　今回，「手術の成功とはなんぞや」という極めて根源的で難しい疑問に，正面から取り組んでみよう！という心意気のある若手外科医の皆様と一緒に，なるべくわかりやすく論点を掘り下げ考えていきたいという思いから本書を執筆しました。本書との出会いをきっかけに，皆様の臨床研究にすこし違った角度から光が当たり，学会発表，論文執筆における議論がより深く，より多面的になることがありましたらこれに勝る喜びはありません。

2019年7月

本多　通孝

目次

はじめに ………………………………………………………………………… iii

序章 ● プロローグ 1

  1 医者も突然患者になる ………………………………………………… 7

  2 外科医が理想とする手術とは何か？ ………………………………… 8

  3 予測モデル研究が流行したものの ………………………………… 10

  4 アウトカム設計を深く追求しているか ………………………… 13

第1章 アウトカムリサーチとは 17

  1 臨床研究におけるアウトカムの設計 ……………………………… 17

  2 ペナントレースのアウトカム ……………………………………… 26

  3 外科領域の臨床研究にはどんなアウトカムが用いられて
きたか …………………………………………………………………… 30

  4 アウトカムを数値化する …………………………………………… 37

  5 真のエンドポイントとは …………………………………………… 52

  6 選好・価値による意思決定とアウトカムリサーチ ………… 61

  ■ 本章のまとめ ………………………………………………………… 65

第2章 手術を評価するPRO尺度の開発 67

  1 PROを用いた外科手術評価 ………………………………………… 70

  2 PROを用いて手術の評価ができるか …………………………… 76

v

3 尺度開発研究とは ………………………………………………… 81

4 尺度開発の具体的な手順 ………………………………………… 93

5 単純な概念の測定 ………………………………………………… 116

6 PROの観点から古典理論を見直してみる ……………………… 118

■ 本章のまとめ ……………………………………………………… 123

第3章　手術手技そのものを評価する　125

1 手術の技量は評価してはならない …………………………… 131

2 外科治療の質を評価するSPOとは …………………………… 135

3 手術の技量は測定可能か ……………………………………… 140

4 Volume-Outcome Relationshipと手術の集約化 ………… 144

5 手術手技を評価した研究 ……………………………………… 148

6 手術を評価する尺度 …………………………………………… 154

7 手術評価尺度はどのように作成されるか …………………… 157

8 何をもって「コンセンサスを得た」とするのか ……………… 164

9 手術のトレーニング・ラーニングカーブに関する研究 …… 167

■ 本章のまとめ ……………………………………………………… 178

第4章　手術を評価するQOL研究　181

1 急増するQOL研究 ……………………………………………… 181

2 究極のアウトカム"QOL"について考える …………………… 188

3 QOL測定に関する諸問題 ……………………………………… 189

4 QOL研究の実例 ………………………………………………… 214

5 QOL研究への期待 ……………………………………………… 234

6 QOLと効用値 …………………………………………………… 242

■ 本章のまとめ ……………………………………………………… 252

終章 ● エピローグ　　　　　　　　　　　255

おわりに　261

索引　262

著者紹介　268

---

column

❶ 結果の見せ方①：点推定と区間推定　28

❷ 結果の見せ方②：Table と Figure　46

❸ 外的妥当性について　64

❹ 主観的情報は誰が評価すべきか①　75

❺ 主観的情報は誰が評価すべきか②　92

❻ 主観的情報は誰が評価すべきか③　115

❼ ビデオ動画がない場合どうするか　153

❽ 外科医にとっての non-technical skill とは何か①　155

❾ 外科医にとっての non-technical skill とは何か②　166

❿ 外科医も脳トレが必要　178

⓫ 包括的尺度と疾患特異的尺度とは　192

⓬ レスポンスシフトを回避する面接式 QOL 調査 "SEIQoL"　205

⓭ 悪性腫瘍を評価する QLQ-C30 と臓器モジュール　225

⓮ 食事の QOL を評価する尺度の開発　233

⓯ 歩くことに主眼を置いた尺度があるか　237

プロローグ

　午前6時15分。外科専攻医，シワシワ君は浅い眠りにまどろんでいた。周囲はバタバタと人が動き回る気配がする。重いまぶたを一生懸命見開いて「ん？ここは自分の部屋じゃない……」と気がついた。ふと我に返って起き上がりあたりを見回すと，真っ赤な救急カートが目に入った。

　「そうか，ここは救急外来だな……」

　それにしても，気分が悪い。シワシワ君は自分の腕に刺さっている点滴ラインを見ながら記憶の糸を手繰り寄せていた。

　「えっと……昨日は手術室の忘年会で宴会芸をやって，そのあとオーベン外科医のオラオラ先生にしこたま飲まされてからの記憶があいまいだ……。でもなんとなく2次会が終わって同期のギラギラ君に担がれて救急外来のベッドまで運ばれたような気がするな……」

　そこに救急外来の敏腕ナース，サクサクちゃんがやってきて，

　「あっ，シワシワ起きた？　昨日は酔っぱらってみんなに迷惑かけてたぞ。あはは」

と，いつもの早口で話しかけてきた。

　「あの，目が笑ってないんですけど……。ていうか，オラオラ先生が泡盛をどんどん注いでくるもんで，ついつい飲みすぎてしまった……。うー気持ち悪っ」

　「へー，泡盛なんて珍しいわね。ナウゼリン坐薬入れてあげようか？」

　「いや坐薬は結構です。なんか，今回の忘年会は今年で喜寿のヨボヨボ

先生のお祝いも兼ねていて，そのために大量の泡盛を取り寄せたんだよ。まったくヨボヨボ先生もいい年して沖縄にハマってるとか言いだすから迷惑しちゃうよ」

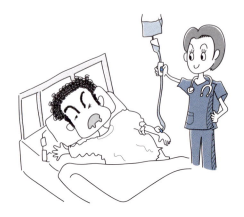

「あっ……，それは……」サクサクちゃんから笑顔がすっと消えた。

「え？ どうしたの？」

次の瞬間，隣のカーテンが音を立てて勢いよく開かれた。なんとシワシワ君の隣のベッドから仰向けになったヨボヨボ先生がこちらをにらんでいるではないか！

「こらシワシワ，相変わらず迂闊なやつだな」

「ひっ。すみません，すみません。ちょっと二日酔いで口が滑りまして……」

ベッド上に正座の姿勢となるシワシワ君。ヨボヨボ先生は体を起こしてお説教態勢に入ろうとした。

「お前がどういうやつか，よくわかったよ……いててて。腹に力を入れたらまた痛み出した……」

「だ，大丈夫ですか？ どうしたんです？」とシワシワ君。

「どうも虫垂炎のようなんです」脇からサクサクちゃんがさっと進み出てヨボヨボ先生のベッドのリモコンを操作しながら教えてくれた。

「ギラギラ先生が先ほど麻酔科の先生に連絡してオペ室の状況を確認してましたね」

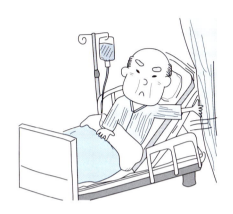

「ふん，要配慮個人情報をぺらぺらとしゃべるんじゃない。それにしても，ギラギラのやつが大騒ぎしおって……。わしはこれまでなんの病気もしてこなかったんじゃい。アッペくらい切らんでも気合でどうにでもなるわい」

ヨボヨボ先生は十分にギャッチアップされたベッドに背中を押しつけるようにして座り直した。

「あの，手術を受けないんですか……？」

シワシワ君が質問すると，ヨボヨボ先生は視線をずらしながら言った。

「まあ，画像でもはっきりしとらんし，虫垂炎だとしても程度は軽そうだからな」

「でも，ヨボヨボ先生はいつも"外科医たるものアッペを疑ったら迷わず即手術"とおっしゃっていましたよね。保存的に見ていて悪化したら外科医の恥だと……」

「ん……まあ時と場合によるわい。わしも入院しているほど暇じゃない
わい」

ヨボヨボ先生の声がだんだん小さくなる。
そこに，すでに手術着に着替えたギラギラ君がやってきて，

「ヨボヨボ先生，手術室はいつでもできるそうです。麻酔科の先生は別
の緊急手術にかかりきりなので，ルンバール（腰椎麻酔）でやりましょ
う。シワシワ君と２人でパラレク（傍腹直筋切開）で開けさせていただ
きますね」

と説明した瞬間，ヨボヨボ先生の顔はみるみる青ざめていった。

「な，ルンバールでパラレク！ お前わしに何か恨みがあるのか？ そも
そもまだ手術を受けると決めておらんぞ。まずは抗菌薬で様子を見るの
がベストじゃろう」

ギラギラ君はCT画像を確認しながらあっさり言った。

「でも虫垂根部に糞石がありますからねぇ。よくヨボヨボ先生ご自身が
おっしゃっていますよね，"糞石があったら即手術"と」

「うぬ。まあ原則はそうかもしれんが，わしにもわしの都合があるん
じゃから……」

とヨボヨボ先生は盛んに自分の腕から出ている点滴ルートを指でこねくり
回しながら，すこし言葉に詰まったようになった。そこにギラギラ君は容
赦なく続ける。

「ヨボヨボ先生はふだん，"患者の都合で治療方針をコロコロ変えてはい
かん。手術が必要だと思ったら外科医が決定し，患者を説得してでも手
術を受けさせなければいかん"と，おっしゃっていましたよね。僕らは
研修医のときからそういう先生の教育を受けて育ったわけで……」

それまで視点の合っていなかったヨボヨボ先生の目が一瞬鋭く光り，ギラギラ君の言葉を遮ってまくしたてるように言った．

「こらギラギラ！　わしは元外科部長だぞ．ほかの患者と一緒にするな．仮に手術をするにしても，リスクマネジメントの点からも麻酔科医の手が空くのを待って，全身麻酔と局所ブロックを十分に効かせてだな．そうだ，いまどきパラレクなんて乱暴なことをやらんでも，うちには腹腔鏡の名手のオラオラ先生がいるんだから彼を呼んでラパロでやってもらおうじゃないか．それからシワシワのような昨晩飲みすぎて酔いつぶれたやつを手術に参加させちゃいかん，別の外科医を呼べ．えーとそれから……，うう．また腹が痛くなってきた……．はやく痛み止めを使わんかい」

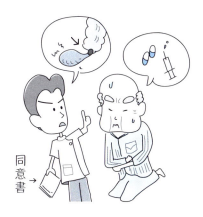

　ヨボヨボ先生が興奮気味になってきたので，サクサクちゃんは急いで点滴刺入部を確認し，すでに用意していた調剤済みの鎮痛薬を三方活栓につないだ．

　苦痛の表情を浮かべるヨボヨボ先生を前にギラギラ君は

「では，オラオラ先生に相談してきますよ」

とだけ言って，隣のベッドに座っているシワシワ君に目配せをして救急室を退出した．シワシワ君は，自分の腕に刺さっている点滴ラインを自ら抜針し，絆創膏を貼りながら，まだ二日酔いのフラつく足取りでギラギラ君

を追って救急室をあとにした。

「ギラギラ君，やっぱりここはヨボヨボ先生の言うとおりにしてあげようか」

二人は医局に向かう廊下をゆっくり歩きながら，途中すれ違う見舞い客に注意しながらヒソヒソと話した。

「しかしまいったね，ヨボヨボ先生には。ふだんと言っていることが違いすぎるよ」とギラギラ君がため息まじりに言った。

「まあふだんはアッペは全部研修医が執刀しろ，診断がついたら夜中でもすぐにやれ，麻酔科医がいなくてもルンバールでやれ，創は大きく開けてやれ，って言ってるもんね」

「そうだなぁ……」

しばらくの沈黙を破ってシワシワ君がついに結論を出した。

「やっぱり，40年も外科医をやってきたヨボヨボ先生でも，いざ自分が手術となるとアッペでも怖いのかなぁ……」

二人が浮かない顔で医局に行くと，ソファに座ってコンビニおにぎりを食べるオラオラ先生がいた。昨日の忘年会で泡盛を大量に摂取していたはずなのにいつもと変わらない調子で早朝出勤しているオラオラ先生に，二人の専攻医は渡りに船とばかりに，ヨボヨボ先生のことを相談した。

「ははは。そうかそうか」

オラオラ先生は大きな笑い声をあげて言った。

「まあ，こういうことはよくあることなんだよ。医者が病気になったとき，ふだん自分がやっている診療と全然違うことをしてしまう，そういうことは珍しくはないのだよ。とりあえずヨボヨボ先生は特別個室にでも入れて抗菌薬で様子見だ」

「そして……」とオラオラ先生は急に真顔になり，「なぜそのようなことが起こるのかわかるかな？」と二人の若手外科医にゆっくりと語り始めるのであった．

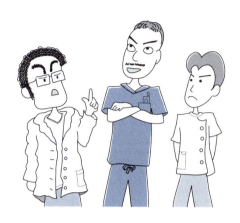

1 医者も突然患者になる

　二人の専攻医は，これからその答えを追求していくことになるわけですが，まだ途方もなく長い時間がかかることに気がついていません．この問題の根は深く，二人が思っているほど単純明快ではなかったのです．

　外科医であるヨボヨボ先生は，ある日突然自分が外科の患者になってしまったわけです．ヨボヨボ先生ほどのベテラン外科医であれば，これまでに何百人もの急性虫垂炎を診療してきたはずですが，いざ自分が病気になってみると今まで気がつかなかったことがたくさんあったようです．手術に対する恐怖や執刀医に対する不安，検査結果や治療方針の説明が十分でないなど，毎日接する自分の担当患者さんもおそらく同じような思いをもっていたであろうことです．しかし，日々たくさんの仕事に忙殺されているうちに，だんだんと患者さんの小さな不安などに目が行き届かなくなることもあるかもしれません．

　私が研修医のころ，大腸癌の手術を受けた消化器外科医の話を聞く機会がありました．豪快なお人柄で知られるその先生も，手術後の当日の夜は

痛みと不安で眠れず,「研修医でもいいから誰か診に来てほしいと思った」と言いました。そして,「たとえ研修医でも夜遅くに回診に来てくれたら心強かった。安心した。だから夜遅くなってもいいから帰る前に一通り術後患者を回診していくことを忘れるな」と教育してくれたものでした。その教えは今でも私の心に深く残っていて,夜中になってしまっても術後間もない患者の病室は必ず訪れることにしています。もっとも,寝ている患者さんも多くいますので,迷惑に思った方もいらっしゃることでしょう（笑）。

2　外科医が理想とする手術とは何か？

　さて,外科医は何を目指して手術をするのでしょうか。痛みの少ない手術でしょうか。合併症のない安全な手術でしょうか。患者さんの希望に沿った術式でしょうか。ガイドラインに沿った治療でしょうか。病院経営に有利なコストレスな手術でしょうか。はたまた長期的QOLの向上を目指しているでしょうか。もちろん対象となる疾患や患者さんの状態によってケースバイケースでしょう。しかし**医師の理想と患者の求めるアウトカムが必ずしも一致していないことがある**ということを認識しておく必要があります。

　「患者の話をよく聞かない医者」という存在が問題視されることがあります。なにも人の話を聞かないのは医師に限ったことではありませんが,しばしばその原因として,「診療が忙しすぎること」と「コミュニケーションスキルが欠如していること」が挙げられます。結局のところ前者は対策を講じるのが難しいため,後者を強調して教育しようとするケースが多いですが,これはシステムエラーをヒューマンエラーに置き換えて個人の責任に帰するという,管理的立場の人が考える定石と言ってよいでしょう。すなわち,ゆっくりコミュニケーションをとる時間がないような外来予約数・受け持ち患者数を割り当てておきながら,管理者が対策すべきその核心部分は見て見ぬふりをし,「コミュニケーションスキル」という個々の能力に責任転嫁するということです。病院で臨床医が仕事をするなかで

8　序章　プロローグ

も，感染対策，個人情報保護，研修医教育，データ登録制度など，多くの場面でシステムのエラーを個人がカバーすることが求められています。これは，国家の戦略的失策を局所戦術でのみ挽回しようとした近代のわが国の体質的欠陥に通じているようで，もうすこし歴史に学ぶ必要がありそうに思います。

しかしそれはさておくとしても，基本的に外科医はチームワークを求められることが多く，社交的な人もたくさんいます。決して他者の意見を聞くことが嫌いではないはずです。患者の話は聞かない医者も，飲み会では実に楽しい人だったりします。では，なぜ「患者の話を聞かない医者」という批判を受けるのでしょうか。1つの理由は，患者の質問には「医学的正解がない」ことが多すぎるからです。ステージ I 期の大腸癌患者に「治りますか？」と聞かれれば，「はい。ほぼ治るでしょう。あまり心配いりません」と答えて終わりです。しかし，「私はいつごろ仕事に復帰できますか？」と聞かれたらなんと答えればよいでしょうか。まともに答えようとすると，「仕事の内容とか，職場環境，ご家族の協力や術後経過にもよりますね」となり，「では私は小学校の音楽の教員をしており，フルタイムで平日は朝8時から18時まで，土曜日はクラブ活動で14時まで。通勤は車で30分程度，家族は両親と，妻と息子と5人暮らしです。仮に合併症がなく経過したとして，さあどうですか？」と聞かれても，ここからは医師の経験則による話になってしまいます。返答に時間がかかるうえにあまり根拠のない専門家の意見（EBMのピラミッドの最下層）を提供するだけであり，時間に追われる診療業務で貴重な持ち時間を費やすわりに有意義な情報提供ができているという実感もありません。だから，

「いつから仕事に復帰できますか？」
「個人差が大きいのでやってみないと何とも言えませんね。わかりません」

とピシャリと会話を閉じてしまう，これが「話を聞かない医者」の思考回路ではないでしょうか。逆に，時間に余裕があったとしたら自分の経験談などを伝える医師もいると思いますが，はたしてそれが本当にその患者さんにとって役に立つ情報であるかは疑問です。

2 外科医が理想とする手術とは何か？ | 9

忙しい外来であっても患者の質問に対する正解をもってさえいれば，それを手短に答えればよいわけです。

「あなたの仕事はだいたい○○METsの活動量になりますので，術後3か月ごろの患者の活動量ではまだ60％ほど不足しますので，フルタイム復帰は難しいでしょう。通常では半年後には復帰できる見込みですが，実際には30％の人が復帰していません。これは本人の希望により復帰していないケースが15％，後遺症が遷延して復帰できていない人が15％です」

などと，答えが正確にわかっていればそれほど時間をかけずに説明できるはずです。説明が面倒なら，そのようなパンフレットを作成してもよいでしょうし，ナースやソーシャルワーカーが時間をとって説明することもできる内容です。

3 予測モデル研究が流行したものの

つまり患者の話を聞かない医者が出現する背景の1つは，臨床医がこのような患者の日常生活にとって真に重要な医学的データをもっていないということであり，またその必要性を認識していないかもしれないという点なのです。

「そうは言っても，そんな細かい数字は出せるわけないよ」とお考えの方もおられるかもしれませんが，これは臨床研究によって解決可能な問題です。特に最近，予測モデル研究などが流行しておりウェブ上の特定のサイトで患者のプロファイルを入力するだけで，その患者の手術リスクが算出できるなどのソフトウェアの開発もさまざまな領域で公開されています。

有名なものでは米国の外科学会（ACS：American College of Surgeons）が提供するNSQIP Surgical Risk Calculatorがあります（URL：https://riskcalculator.facs.org/RiskCalculator/index.jsp）。このサイト上で患者のデータを入力し，施行術式を選択すると，術後合併症の発生する確率が一覧で出てくるというものです（**図序-1**）。

10 | 序章 プロローグ

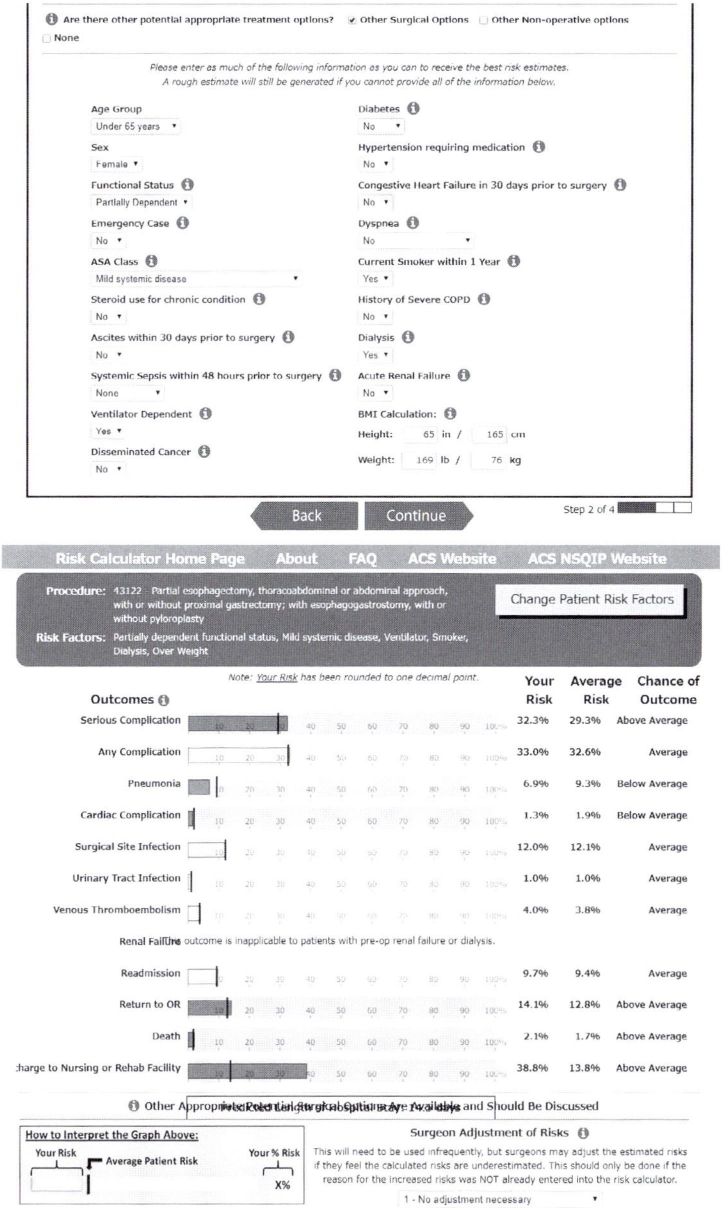

図序-1　NSQIPのウェブ画面
術式と患者情報を入力すると（上図），合併症のリスクが表示される（下図）。

似たようなシステムは世界各国の大学や学会がいろいろな手術のリスクモデルを作成し公開していますし，わが国でもACSのNSQIPを模倣したNCD（National Clinical Database）というシステムがあるのはご存知の方も多いと思います。これらはsurgical riskすなわち術後合併症や手術死亡のリスクを予測するモデルですが，癌の診療においてはlong-term oncological outcomeすなわち5年生存率や再発リスクを予測するモデル研究も流行しています。こちらはニューヨークにあるMemorial Sloan Kettering Cancer Centerのものが有名で，患者の手術データや病理診断を入力すると5年生存率などが計算できるというものです。

　手術をテーマとした予測モデル研究では，**どの変数で何を予測するか**が重要であり，既存研究を見る限り外科医の興味は，「術後合併症の発生確率を予測すること」が一丁目一番地であることがわかります。あなたがこの手術を受けると，この30日以内に死亡する確率は2%，重篤な合併症を起こす可能性は5%などと計算するモデルが多いです。

　このような情報は外科医にとっては大変興味深いものですが，患者にとっても同じように重要であるかどうかはわかりません。併存症が多く合併症の可能性が高い患者に対してはこのようなrisk calculatorによる予測結果は非常に参考になりますが，概してわが国の消化器外科手術は欧米と比較して死亡者数や合併症の発生が少ないことが知られています。虫垂炎や胆嚢炎で死亡するケースはごくわずかですし，わが国で最も多い胃癌や大腸癌の手術では30日以内の死亡者数は全体の0.2〜0.5%程度です。

　たとえば表序-1はNCDによる統計量ですが，胃切除における合併症の発生頻度も重症なものはどれも1〜2%以下です。実際問題として**胃切除を受けるほとんどの患者に合併症は起こりません。しかし，後遺症はほぼ100%の患者に発生すると言ってよいでしょう。**

　胃切除後の後遺症には，食事の摂取量が減る，体力が落ちる，やせる，下痢や便秘などの消化器症状が強く出るなど多様な障害があり，患者の日常生活に重大な影響を及ぼす問題です。これは程度の差はありますが，ほぼ100%の患者に出現します。胃を切ったけど切る前と同じように食事を食べています，という人は皆無で，ほぼ全員が何らかの不具合を感じながら生活しているのです。

12 ｜ 序章　プロローグ

表序-1　NCD研究による胃切除術の合併症発生割合

胃切除（2012〜2013年）		開腹手術 （計 41,726）	（%）	腹腔鏡手術 （計 28,620）	（%）
死亡	30日以内の死亡	243	0.6	65	0.2
	在院死亡	601	1.4	117	0.4
30日以内の再入院		1,005	2.4	559	2.0
再手術		1,115	2.7	599	2.1
術後合併症	創感染	960	2.3	311	1.1
	深部の感染	368	0.9	103	0.4
	腹腔内膿瘍	576	1.4	302	1.1
	縫合不全	944	2.3	526	1.8
	膵液漏	729	1.7	491	1.7
	肺炎	1,042	2.5	320	1.1
	肺血栓塞栓症	52	0.1	18	0.1
	心臓，脳，腎臓などの障害	518	1.2	156	0.5
術中偶発症		1,055	2.5	210	0.7

（Yoshida K, Honda M, et al：Ann Gastroenterol Surg 22：55-64, 2017 より引用改変）

　手術リスクが低い一般的な胃癌患者にとっては，合併症よりも後遺症のほうが重大な関心事であり，そのデータこそが知りたい情報かもしれません。しかし残念ながらNCDやACS NSQIPのシステムにはこのような後遺症データは含まれておらず，ビッグデータから提供できる情報はありません。その理由については，本書をお読みいただければ理解できることと思います。

4　アウトカム設計を深く追求しているか

　わが国には数多くの外科関連の学会が存在し，一般の臨床医でも1年間に5回以上，人によっては10回以上もの発表をしているような現状があります。しかしながら，患者の視点に立って聞きたい演題，本当に知りたい情報がどれほどあるかということを意識して抄録集を眺めてみたことがあ

るでしょうか。正直，そのような演題はごくわずかではないかと思います。

　もちろん，学会は医師が自身の勉強のために参加するものですから，医師にとって役立つ情報があればよいと考える人も多いのかもしれません。しかし，最近では大きな学会にはコメディカルスタッフのみならず，患者団体，支援団体または取材目的の記者，ジャーナリストなどさまざまな立場の人が参加するようになってきました。今後は臨床医がどのような研究を行っているのか，その価値がより多面的に評価されるようになるでしょう。現状の学会抄録集は画一的に（悪く言えば同じような演題がいろいろな施設からずらりと）並んでいる印象です。研究にオリジナリティがないというよりも，誰のための，何のための臨床研究なのかよくわからない，立ち位置がはっきりしていないように思います。その原因は，前作『外科系医師のための　手術に役立つ臨床研究』（以下，「前作」と言います）でも触れた，「PECO における O "アウトカム" の設計と測定が十分に掘り下げられていない」ことに尽きると思います。

　臨床研究をすれば，「新規術式は従来の術式と比較して」，

- 出血量が 50 mL 少なかった
- 手術時間が 30 分長かった
- 術後の感染症はリスク比で 0.7 と少なかった
- 術後在院日数が 2 日短かった
- 1 年後の QOL スコアが 8 点高かった
- コストは 3 万円高かった

などいろいろな結果が出ると思います。こうした結果を羅列して，「だから新規術式は有用であった」などと漠然と述べる学会抄録は枚挙にいとまがありません。

　前作ではあなたの研究疑問を構造化し，記述的または探索的な研究から分析的そして仮説検証的な臨床研究に昇華させていく方法論について解説しました。本書ではさらに，アウトカムについて掘り下げて考えてみたいと思います。はたしてあなたの研究成果は，「誰にとって」「どのようなメリットが」あるでしょうか。

　外科医にとっては出血量や手術時間は，手術の質を評価するうえで重要

なことかもしれませんが，たとえ出血量が 50 mL 多くて，手術時間が 30 分長引いたとしても，患者にとって大した不都合はないかも知れません。それより後遺症の少ない手術を望む患者が大多数でしょう。保険診療の仕組みを考えると多少コストがかかっても，よい手術を受けたいと願う患者も多いでしょう。病院経営の点からは在院日数やコスト，合併症の発生などは重要なアウトカムになりますし，財源の限られている行政側の視点からは，医療費を負担する健康な市民との公平性も重要なアウトカムと言えるでしょう。

やがては外科医も病を得て患者となり，手術を受ける日が来るかもしれません。そのときに，はたしてあなたの研究成果が役に立つでしょうか。もっとくわしく知りたい情報がたくさん出てくるかもしれません。そろそろ，臨床医が大切だと思っているアウトカムだけを発表する，という時代は終わりに近づいています。今後は，さまざまな立場から，多面的な視点で臨床研究のアウトカムをよく練っていくことが重要であり，真に役立つアウトカムを提示する臨床研究が注目されることになるでしょう。

アウトカムリサーチとは

　臨床研究においてアウトカムをどう設定するかという問題は，**どんなアウトカムが誰にとって重要か**，を深く追求することです。自分の研究疑問（research question：RQ）に対して理想のアウトカムがあったとしても，それを適切に測定する方法がなく研究ができないという場合もありえます。そのような場合には**自分でアウトカムを測定する尺度を作る**ことから始めなければなりません。

　本来アウトカムは臨床研究における"結果"のことですが，そもそもそのアウトカム指標が適切かどうかを考える研究，QOLのようなあいまいな概念を測定する尺度を開発する研究，その尺度の妥当性や信頼性を評価する研究など，「アウトカムそのものを研究する」必要性が生じることもあります。このような研究を「アウトカムリサーチ」と呼びます。たとえば，型どおりの試験問題を高校生に実施して医学部に入学できるかどうかを評価しようとする教師がいる一方で，**本当にその試験問題で生徒の優劣が評価できるのか，という点に興味をもち，はたしてどのようなテストを行えば本当に医師になるべき生徒を合格させ，適性のない者をふるい落とすことができるのか**，といった問題に取り組んでいる教師もいるでしょう。

　外科医にとってアウトカムリサーチという言葉は耳慣れないものですから，まず本章では，なぜアウトカム自体を研究する必要が生じるのかという点について一緒に考えてみたいと思います。

1　臨床研究におけるアウトカムの設計

　まず，前作では臨床研究の基本的な方法論としてPECO（ペコ）作り，

17

PICO（ピコ）作りについて学びました。念のため復習しておくと，要点は「研究計画の概要をPECOやPICOの形でまとめると一目で他者に伝えることができる」ということです。

　P：patients（対象となる患者）
　E：exposure（評価したい曝露因子；治療内容など）/I：intervention
　C：control（比較対照）
　O：outcome（結果・何を比較するか）

　観察研究の場合は上記のとおりE（曝露因子）を評価するのですが，介入研究の場合はEではなくI（intervention；介入）とします。新しい臨床研究を計画するときは，まずPECOまたはPICOで表現できるかどうかを考えてみるのでしたね。
　たとえば，「糖尿病のコントロールが悪いと術後の感染性合併症が多いか」というRQは，

　P：A病院で2010年から2015年に○○手術を施行された患者
　E：術直前のヘモグロビンA1c値が7.0未満
　C：術直前のヘモグロビンA1c値が7.0以上
　O：術後創感染の発生割合

などと表記すると，この研究が何をしたいのかが一目瞭然になります。
　また，介入研究の場合は

　P：A病院で大腸癌手術が予定された患者のうち糖尿病を有する患者
　I：術前に1週間の入院による積極的な血糖コントロールを行う
　C：従来どおりの血糖管理
　O：術後縫合不全の発生割合

などと表記することができます。
　ただし，実は研究内容によっては，PECO/PICOの型にできない場合もあります。というより，むしろこの型に当てはめられる研究のほうが少ないかもしれません。
　まず，多くの臨床研究では対照群“C”がないという問題点が挙げられま

18 ｜ 第1章　アウトカムリサーチとは

す。前作において強調してきたことは，Cが設定されていない臨床研究の場合では，単腕（シングルアーム）の記述研究か，多数の要因からアウトカムとの関連する因子を探索するような探索的な横断研究となってしまい，因果関係に踏み込むことができないということでした。そこで，RQをしっかりと突き詰めて，比較対照"C"を上手に設計することで，たとえ観察研究であっても仮説を検証するような研究に昇華させていくことができるという点を学びました。

ところが，"C"の設計もさることながら，**実はアウトカム"O"の設計についてもそう簡単ではありません。**

私が食道癌や胃癌の外科治療を専攻しようと思ったきっかけは，研修医のときにいろいろな患者さんを診て，人間の生活において「食事がおいしく食べられること」がとても重要だと感じる場面が多かったからでした。なんとなく，食事をおいしそうに食べている患者さんは治療がうまくいくような気がしたのです。

そして卒後10年目ごろになり，さあ臨床研究をしようかなと思い立ち，さっそくPECO作りをしてみようとあれこれ考えてみましたが，すぐにつまずいてしまったのが，この「アウトカム」の設計についてでした。

たとえば，食道癌の手術で，食道切除後に胃管再建を行うことが一般的ですが，その胃管を挙上する経路として"胸骨後"経路と，"後縦隔"経路があります（図1-1）。さて，どちらの経路での再建が，より「おいしく食事が食べられる」でしょうか……？

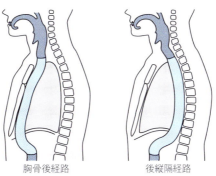

図1-1　食道切除後の再建経路

このような疑問は外科をローテーションした研修医でも思いつくようなことですが，意外にコンセンサスが得られていないのです．まずは基本に忠実に，この臨床疑問（clinical question；CQ）をPECOにしてみましょう．

P：食道癌で食道亜全摘・胃管再建を施行された患者
E：胸骨後経路で再建された患者
C：後縦隔経路で再建された患者
O：……？

この例では，"P"と"E"と"C"は比較的単純に設定できます．しかし，Oはどうしたらよいでしょうか？ つまり**「おいしく食事が食べられているか？」とはどのように評価したらよいでしょうか**．

「あなたはおいしく食事が食べられていますか？」

などというアンケートをとってみたらよいでしょうか．それとも，毎日の食生活（食事内容や量）を記録し，それを第三者が「おいしく食べられているかどうか」評価することができるでしょうか．実は食事をおいしく食べる，というアウトカムは極めて主観的なので，これを測定するのはかなり難易度が高いのです．それでは，ここから専攻医"シワシワ君"とオーベン外科医"オラオラ先生"に登場していただき，一緒に考えてもらいましょう．

オラオラ先生：どうでもいいが，たまには白衣を洗濯に出したらどうだい？

シワシワ君：いや，洗濯はしています．ただアイロンをかけていないだけです．僕にもいろいろと美学やこだわりがあるんです．で，今回のお題は"患者さんが食事をおいしく食べられているかどうか"をどうやって評価するかって話でしたよね．正直，「食事がおいしく食べられているかどうか」なんて患者さんに直接聞いてみるしかないんじゃないですか？

君の美学についてはのちほど泡盛でも飲みながらじっくり聞かせてもらうとして，シワシワ君の言うこともももっともだ．でも「おいしく食べられていますか？」という質問はちょっと漠然としすぎているなぁ．食事が"おいしく食べられる"とはどのような状態を指しているのか，もうすこしくわしく教えてくれるかね？

泡盛ですか……しばらくは結構です．で，食事がおいしいと思えるかどうかというのは，つまり食生活に満足しているかどうか，好きなものが好きなだけ食べられるかどうか，ということではないでしょうか．たとえば味覚障害や嚥下障害などがなく，短時間で必要十分な量が食べられるということかと．

まあ，ざっくり言えばそうなんだろうけど，日々の食生活などというのは患者さんの好みの問題が大きいね．好きなものを食べられるかどうかは，シワシワ君の言うように嚥下障害なんかの問題もあるかもしれないけれど，ほかにも食事を作ってくれる家族がいるかどうか，高級な食材を買う財力があるかどうかといった，さまざまな非医学的な因子も影響しそうだね．それから，1人で食べるごはんより，大勢でワイワイ食べるほうが"おいしく"いただけるかもしれないし，天気のよい日は家の中で食べるより，外で食べたほうがより"おいしく"感じる人もいるだろうよ．

たしかにそうですけど，そんなこと言い出したらキリがないし，医学研究でそこまで考える必要があるんですか？

そうだ．臨床研究では疑問や知的好奇心は尽きないけれど，臨床医個人では追求できることの限界もある．そもそも，「外科医が行う臨床研究としての視点」で大事なアウトカムが何かということを再考する必要が出てきたね．

「おいしく食べられる」という言葉の意味がとても範囲が広くて

漠然としていて，そういう質問によって得られた回答が臨床研究のアウトカムとして不向きであることはわかりました。そうしたら，患者さんの「食事内容」を栄養学的に評価するというのはどうでしょうか。たとえば，1日の総摂取カロリー，栄養素のバランスとか，1回の食事に要する時間や間食の回数などです。

うむ。なかなかよいところを突いてきたね。それで，1日の摂取カロリーや栄養素のバランスっていうのはどうやって測定する？

えーと，それは患者さんの話を聞いて，類推できるんじゃないかなぁと……。

それじゃあ研究としてはちょっとお粗末だな。せめて患者さんには1週間ぶんくらいの食事内容を正確に記録できるように日記帳か何かをつけてもらって，さらに管理栄養士の資格をもった協力者に直接面談をしてもらったりして内容を確認したほうがいいね。聴取した食事内容から栄養価を計算できるようなソフトはたくさん市販されているから，測定の誤差を少なくする意味でも利用したほうがよいかもしれないな。

はあ，そうですか。

……カタカタとパソコンのキーボードを叩くシワシワ君……

たしかに。「カロリー計算」「栄養」をキーワードに検索するといろいろなソフトが出てきますね。

あまり臨床研究には適していないような簡便なフリーソフトもあるから注意したほうがいいよ。栄養に関する既存研究を探してみて，過去にどんなソフトが使用されているかも下調べをしておくとよいだろう。もしかしたら，すでにうちの病院の栄養士がそういうソフトをもっているかもしれないから，一度聞いてみなさい。

はい。ありがとうございます。でも，摂取カロリーっていうのは健康な人だって人によってまちまちな気がしますよ。僕よりギラギラ君のほうが明らかに食べる量も飲む量も多いですし，ヨボヨボ先生はあの歳で色気づいて糖質制限とかしちゃってるし……。摂取カロリーが重要なのではなく，必要な栄養素が摂取できているかということが問題な気がしてきました。

そのとおりだ。ヨボヨボ先生が色気づいているかどうかは知らないが，もちろん摂取カロリーは多ければ多いほどよいわけではない。健康を維持するのに最適なカロリーや栄養素のバランスというのは，欧米と日本ではだいぶ違っていそうだし，年齢，性別，体格などによっても違ってくる。厚生労働省の出している「日本人の食事摂取基準」では年齢ごと，性別ごとの各栄養素の必要量や推奨量などが細かく記載されているので，これを参考にしてもよいだろう。その基準の中でも，摂取カロリーと消費エネルギーのバランスを評価するのに適した指標はやっぱりBMI (body mass index) だとされているんだ。

あ，なるほど。BMIを見ればその人に必要な栄養が摂取できているか，大まかにはわかるということですね。日々の患者さんの身長と体重を測るって大切なことなんだなぁ。

ほかに，患者の栄養状態を調べようと思ったらどうする？

そうですね，たとえば血中蛋白 (アルブミン) 濃度，リンパ球数なんてどうでしょうか。

うむ。それはよく使われているね。ほかには？

そうですねぇ……。

……カタカタとPubMed検索を始めるシワシワ君……

どうも最近では体組成とか筋肉量が注目されているみたいですね……。

そうなんだよ。やっぱり高齢化社会ということも意識されて，最近やたらと「フレイル」とか「サルコペニア」とかいう言葉が流行っているんだ。聞いたことがあるだろう。結局，いくら生存期間が延びたって寝たきりの人が増えたのでは本人も，家族も，そして社会としても負担が大きいから，健康寿命をいかにして延ばしていくか，というのが外科医にとっても重要なアウトカムになるだろうよ。すでにこれだけ，アウトカムの候補が出てきたな。

- 患者さんの食事を評価するアウトカム
- 摂取カロリー，栄養素バランス
- 体重，体脂肪，筋肉量
- 血清アルブミン値，総蛋白，トランスサイレチン値，リンパ球数

たしかに，いろいろ出てきましたけど……。

ん？ どうした？

でも，最初に知りたかった，「食事がおいしく食べられているか」っていう研究疑問からだいぶ離れてしまった気がします。栄養状態や健康寿命が大事で，そういう研究が流行っているっていうのもわかりますけど，そもそも患者さんにすこしでも楽しんで食事をしてもらいたいっていうのが僕のモチベーションなので，それを評価したいんですよね……。

研究を計画しているうちに，気がついたら「やりたい研究」ではなく「できそうな研究」になってしまっているパターンが多い。

シワシワ君は思ったより骨のあるやつだな。それじゃあ仕方がない，「食道癌の手術後に食事をおいしく食べられているか」を評価する方法をこれから考えていこう。

え，できるんですか？

できるかどうかは正直言って，わからない。こういう，患者の主観を測定するような研究はそう簡単ではないんだ。かなり地味で時間のかかる研究になるぞ？ 覚悟はできているかな？

もちろんですとも！

　威勢よく返事をするシワシワ君。しかし，彼がオラオラ先生の言葉の本当の意味を理解するのはまだ先の話なのであった……。

・・・

　たしかにシワシワ君の言うように，臨床研究の実施可能性を高めていく過程で，アウトカムをより正確に測れるものに落とし込んでいくことがあります。たとえば患者の栄養状態は本来いろいろな観点から総合的に評価すべきものなのに，臨床研究を実施するにあたってはアルブミン値のように簡便で正確に測定できる指標だけが利用される傾向があります。その結果，本来知りたかったRQから，実際に得られた結果が遠ざかってしまうことも多いのです。

　最初の1つ，2つは実現可能性の高い臨床研究をやってみて，研究の手順や流れを知るとよいでしょう。そして，もっと役に立つ臨床研究をしたいと思ったならば，ぜひ次のステップとして，アウトカムの測定にこだわった臨床研究を実施する，ということを考えてみてはいかがでしょうか。本書ではその手段を学びます。

2 ペナントレースのアウトカム

　前作でもすこし触れましたが，たとえば術式Aと術式Bを比較するような臨床研究において，アウトカムを設計するということは，野球のペナントレースにおいて優勝チームの定義を決めることと似ています。ここで，ある阪神ファンと巨人ファンの口論に耳を傾けてみましょう。

阪神ファン：今年は阪神が巨人より強いやろ。1試合あたりのヒット数は阪神のほうが多いし，統計学的に有意差が出てるんや。どや。

巨人ファン：いや，巨人のほうが強いよ。ホームランの数は巨人のほうが多くて，p値が0.001じゃん。

なにを言いよるか，ホームでの勝率は圧倒的に阪神が高いし，なにより人気選手が多いわ。打撃部門で賞をとった選手は阪神のほうが3倍も多いしな。盗塁も阪神が多い傾向にあるんやで！

ばか言うなよ。沢村賞をとった菅野がいるぶんでそんなもん相殺されるし。

あほんだら，プロ野球はファンで成り立っている興行なんや。地元での勝率が高い阪神のほうが真の強さをもっとるちゅうことが何でわからんのや。

そんなこと言うなら，観客動員数，中継テレビの視聴率，全体の興行収入の額で勝敗を決めようじゃないか。はっはっは。

おどれー，自分に有利なデータだけもってくるんは汚いで！

　……とまあこんな言い争いが延々と続くわけですが（図1-2），実際に

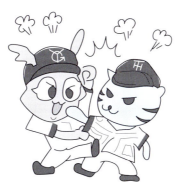

図1-2　巨人 vs 阪神

はペナントレースのルールでは1球団あたりの全試合数143試合の勝率で優劣を争うことになっています（2019年の場合）。どちらが強いかは，この勝率がわずかでも高いほうが強いという結論になります。言い換えれば，プロ野球における最も主要なアウトカム（プライマリエンドポイント）は，「全試合数における勝率」となります。ほかのホームラン数や盗塁数，受賞の有無などは副次的なアウトカム（セカンダリエンドポイント）となります。

このように，ペナントレースではあらかじめルールが決まっているからゲームが成り立つわけで，これを後付けで変更してしまうと，上記の口論と同じようなことが延々と繰り返されてしまいます。同様に，臨床研究においても自分にとって都合の悪い症例や時期のデータを外してしまう，いろいろ理由づけをしてプライマリエンドポイント以外の要素を強調する，比較の対照を変える（阪神と比較するのではなく別のチームを引き合いに出す）などいろいろなやり方で結論を変えてしまうことが可能です。

典型的な学会抄録の例

以下のような学会抄録を見たことがある人は多いと思います：

「新規術式Aの有用性を評価するために2010年から2015年の期間，当科で手術を行った患者を対象とし，術式Aと従来法Bの手術成績を比較した。

> 術式Aでは有意に手術時間が短く，術後在院日数が短かった。よって術式Aは有用である」

　前作をお読みいただいた皆様は「交絡因子の同定と調整ができていないのではないか」と疑問をもつと思います。それはとても重要なことですが，本書ではアウトカムを追求することが目的なのでひとまず交絡調整については置いておき，**アウトカムが「手術時間」と「術後在院日数」でよいのか**ということを考えてみましょう。この抄録のように外科領域では新規術式Aに対して従来法Bを比較対照"C"として設定し，Aの有用性を明らかにする，といった臨床研究はたくさんありますが，**何をもって「有用」とするか**，有用か有用でないかを判定するルールをどのように設計すべきかを考えたことがあるでしょうか。

　手術時間と術後在院日数が短ければその術式は有用と言えるでしょうか。それは疾患によるかもしれません。たとえば，鼠径ヘルニアや虫垂炎の手術ということであれば短時間で終わって，術後経過がよければ良い術式と考えてもよさそうです。では「乳癌」の手術ではどうでしょうか。多少手術時間がかかっても，整容性に優れていて，かつ癌がしっかり取り切れるような手術をしてほしいという人が多いのではないでしょうか。その場合は，乳房の形を評価する手段も考える必要が出てくるかもしれません。これはなかなか難しそうです。

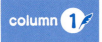

結果の見せ方①：点推定と区間推定

以下のような学会抄録を目にしたことはないでしょうか：

> **方法**：新規術式X（n=200）と，従来術式Y（n=200）の合併症率を比較した。
> **結果**：合併症率はX群15%（n=30），Y群25%（n=50），*p*=0.017であり術式Xで有意に良好であった。

これはいわゆる"外科医あるある"の抄録なのですが，臨床研究という観点からはいくつかの改善点があります。

　第一に，臨床研究においては合併症"率"ではなく，合併症の発生割合と表記すべきでしょう。詳細は成書に譲りますが，母集団200人が分母となり合併症を発生した数が分子となる場合には"割合 (proportion)"と表記すべきです。一方，率 (rate) の分母はあくまでも"時間"になります。生存率や死亡率などは観察期間あたりのイベント発生を表しているのです。しばしば術後の合併症発生割合を"complication rate"と表記している論文を見かけますが，本来はthe proportion of complicationsと表記します。ただしこの表記では一般の臨床医にわかりにくいということなのかincidence of complications と記載している論文も多いです。これは発生数を表しているので，上記例の場合"X vs Y＝30/200 vs 50/200"と表記すればincidenceでもproportionでもどちらでもよいでしょう。

　第二に，この2群間の"差"はどの程度なのでしょうか。基本に立ち返るとp値が0.05未満ということで，帰無仮説が棄却され，「X群とY群の合併症発生割合は同じではないらしい」つまり「新規術式Xは従来術式Yよりも合併症リスクを減らしたようである」ということが言えます (前作pp.61〜63)。では，どのくらいのリスクを減らしたと解釈すればよいでしょうか。発生割合が25％と15％なのだから，差をとって25−15＝10 (％) のリスク減と表記する方法と，15/25＝0.6倍と表記する方法があります。前者がリスク差，後者がリスク比と呼ばれています。ただし，これらは点推定値しか表していません。JAMAなどの一流誌のInstruction for authorsにはp値だけを表記するのは測定の精度がわかりにくいので望ましくなく，真の値がとりうる"区間"を推定するための表記（95％信頼区間が用いられることが多い）を併記すべきであると書かれています。これが区間推定という考え方で，この例の場合には，たとえば"リスク比0.60（95％信頼区間0.40〜0.90)"などのように表現すればリスク比は1未満でX群のリスクが低いことと，その精度 (幅) が一目で理解できるというわけです。

外科領域の臨床研究にはどんなアウトカムが用いられてきたか

これまで外科医の臨床研究ではどんなアウトカムが評価されてきたでしょうか。外科医にとって最もなじみの深い"虫垂炎"や"胆嚢炎"を例に考えてみましょう。

たかがアッペ，されどアッペ

虫垂炎の「標準治療」はご存知のとおり虫垂切除術ですね。この治療を確立したのは，言わずと知れたMcBurney先生です。1894年に開腹して虫垂を切除する方法を「Annals of Surgery」誌に初めて発表し，そこから広く普及していき，この虫垂切除術によって，多くの患者の命が助けられるようになりました。それ以来，虫垂炎をテーマとした臨床研究は盛んに行われるようになり，現在に至ってもなお行われています。「たかがアッペ，されどアッペ」とはよく言ったもので，本当に外科医の興味が尽きない疾患なのです。

さて，虫垂切除術の普及とともに1950年代ごろから抗菌薬の普及が進みます。そのため，この時代の臨床研究では虫垂切除術に併用する抗菌薬の効果を評価するものが多く登場します。薬剤の種類や，投与方法などを比較する研究で，「術後の創感染」がアウトカムとして設定されていました。当時の臨床研究では，厳密に創感染を，いつ，誰が評価するかという点が書かれていないものが多く，結果にバイアスが入っている可能性があります（これを情報バイアスと呼びます）。現在，同じような研究をやるとすれば，抗菌薬投与の研究は比較的盲検化がしやすいので，どちらの治療群かわからない（ブラインドされた）評価者が一定の基準でアウトカムを記載するという方法をとれば，解決できそうです。創感染の診断には若干主観的な要素も入り込んできますが，培養検査などを用いて細菌感染を証明している研究も多数ありますし，事前にプロトコール上で何をもって創感染とするかを定義しておけば「創感染があるか/ないか」を判定することはそれほど難しくありません。情報バイアスの問題さえクリアすれば，

アウトカムとして設定することはできそうです。

　1990年代になると，虫垂切除術とともに外科医の登竜門的存在である胆嚢摘出術（胆摘）に関する臨床研究も盛んに行われています。この時代の大きな流れは，より手術侵襲を小さくすることに力点が置かれており，小開腹手術や腹腔鏡手術 vs 開腹手術，という比較研究が雨後の筍のごとく出てきます。2000年代以降には，腹腔鏡下の胆摘が標準的となり，操作ポートを1か所にまとめたシングルポートの研究，ロボット手術との比較研究に発展していきます。このような手術手技そのものを比較する研究（“職人系”の研究）（前作p.7参照）では，多くの研究で同じアウトカムが用いられており，手術死亡，出血量，手術時間，在院日数などを比較するものがほとんどです。また，腹腔鏡手術が一般的になった影響で派生するいくつかの“部活系”研究（周術期の管理方法を比較する研究）（前作p.7参照）が出てきました。たとえば日帰り手術と入院手術の比較，硬膜外麻酔と局所ブロックの比較などを扱ったものです。このような研究ではアウトカムはすこし変わってきます。

　ちなみに，腹腔鏡下虫垂切除や胆摘は「日帰り手術でも大丈夫である」ということを示すためには，どのようなアウトカムを設計すればよいでしょうか。日帰り退院ができなかった症例の割合（%）をアウトカムにしている研究もありますが，このアウトカムだと入院治療群との比較ができませんので単アームの研究で評価することになります。この場合，日帰り手術が入院手術よりも絶対によい，という前提があればそのアウトカムは単アームでも成り立つように思いますが，わが国の場合には必ずしも日帰り手術にこだわる人は多くないと思います。また，いったん退院（帰宅）したあとの再入院の発生を比較した研究もありますが，入院コストの高い諸外国においては，とりあえず退院させておき，調子が悪ければ再度入院という選択肢は妥当かもしれません。全例を画一的に入院させるより，基本的には日帰りとしておき，手術の出来栄えに応じて入院させたり，早めの再診を指示するというのは問題ないでしょう。日帰り手術や，最近流行りのERAS（enhanced recovery after surgery；術後早期の回復強化）に関する研究というのは，意外にアウトカム設計が難しいのです。なんとなくアウトカムがスッキリしない研究は，さかのぼってRQがよく練られて

3　外科領域の臨床研究にはどんなアウトカムが用いられてきたか　31

いないことが原因である可能性が高いです。日帰り手術がよいか，数日の入院治療がよいかというRQは，実は臨床上の問題というより医療経済的な観点からの発想ではないでしょうか。つまり患者の視点でアウトカムを設計するとスッキリしない結果になるのですが，病院経営または医療行政の立場での視点ならば，アウトカムは日帰り手術およびそれによって発生した予期しない合併症に対して用いられたコストの合計と従来の入院加療に要したコストに設定するのがスッキリするように思います。

手術と非手術治療を評価する場合のアウトカム設計

　虫垂炎の研究ネタはいまだにつきません。手術の方法論を比較する職人系研究，抗菌薬や早期回復プログラムなどを評価する部活系研究に続いて，最近では手術と保存治療を比較する"懐疑主義系"の研究もいくつか報告され始めています。

　つい2015年にも，虫垂炎を保存的に治療するか，手術が望ましいかというランダム化比較試験（randomized controlled trial：RCT）（APPAC試験）がインパクトファクター40以上を誇る一流誌「JAMA（Journal of the American Medical Association）」に掲載され，話題を呼びました（Salminen P, et al：JAMA 313：2340-2348, 2015）。こういう研究はわれわれにとっては，ともすれば外科医の仕事の価値を否定し，仕事が奪われかねない危険な研究なのですが（笑），McBurney先生が虫垂切除術を確立した30年ほどあとにFleming博士がペニシリンを発見し，当初はあくまでも手術の補助的に使用されていた抗菌薬治療が，ついに手術にとって代わる治療の主役となるかもしれない，という事態なのです（図1-3）。

　McBurney先生の時代から外科手術の技術や器械が発展し手術成績は格段に向上していますが，抗菌薬を中心とする内科的治療の進歩はそれを上回る勢いで迫ってきていて，当初は抗菌薬が補助的な役割であったものが，次第に主役の座を奪いつつあり，手術は保存治療がうまくいかない一部の症例（一説によると25％程度）に対して行われる救済治療という位置づけになってきているのです。もっとも，虫垂炎に対する"手術vs抗菌薬"の臨床試験は，あまり重症でない（穿孔や膿瘍形成のない，または腫

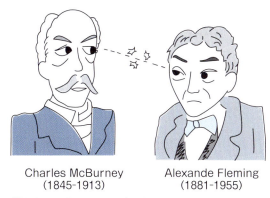

Charles McBurney (1845-1913)　　Alexande Fleming (1881-1955)

図1-3 McBurney vs Fleming

瘍を疑う所見がない）虫垂炎に限定されたものであり，本当に外科医の仕事が内科医に脅かされるまでにはまだまだ長い時間がかかることでしょう．

余談はさておき，このAPPAC試験では，軽症の（穿孔や膿瘍形成のない）虫垂炎患者530人を虫垂切除群と抗菌薬治療群にランダムに割り付けしています．さて，この臨床試験の**プライマリアウトカムがどのように設計されているか**予想がつきますでしょうか？　虫垂切除群と抗菌薬治療群の何を比較したらよいのでしょうか．入院日数でしょうか？　術後合併症でしょうか？　しかし手術をしていない群では合併症は起こりませんね……．考えてみると結構難しいということがおわかりいただけると思います．手術と手術以外の治療法は介入が大きく異なるため，同じアウトカムを比較することができないのです．このAPPAC試験では，"治療成功割合"を比較しています．では治療成功の定義は何でしょうか．

1. 抗菌薬治療群においては，外科手術をせずに退院し，最低でも1年間の虫垂炎再燃を認めなかった場合を治療成功とする
2. 虫垂切除群においては，虫垂切除が実施できたら治療成功とする

と論文では定義されています．そして，この試験は非劣性試験となっており，手術の成功割合を99％，抗菌薬治療の成功割合を75％と見積もり，24％の非劣性マージンでサンプルサイズが設定されています．

このアウトカム設計はいかがでしょうか？　**群によってアウトカムの定**

義が違っているのに，そのまま数値化して比較するのはなんだかスッキリしない気がしませんか？　このようなときには，患者の視点でアウトカムの妥当性を検討してみるとよいでしょう。つまり，抗菌薬治療を受けた場合，患者の一番の心配事は「抗菌薬で治療したのに，結局治らなくて，手術を受けなければいけなくなる確率はどのくらいあるのかしら？」ということでしょう。この点が患者の治療選択において重要な情報になりますから，この試験の抗菌薬治療群のアウトカム設計は適切に思えます。しかし，それに対して，虫垂切除を受ける場合はどうでしょうか。穿孔も膿瘍形成もない軽症の虫垂炎において「虫垂切除ができなかった」ということは通常考えられません。実際，この試験では273人の患者が手術群に割り付けられ，手術前に症状が改善したため手術を受けなかった1人を除く272人で虫垂切除が施行されました。結果として虫垂切除群の治療成功は272/273で99.6％となっていますが，手術を受けた患者で虫垂切除を行うことができなかった症例はなく，実態としては100％の治療成功割合でした。そもそも「手術をすれば全例で虫垂が切除できる」ことがわかっていればこの研究は単アームで十分ということになり，わざわざRCTのデザインを組む必要がないのです。

　患者の立場で考えると，手術を受けた場合の心配事は「手術による重篤な合併症がどのくらい起こるのかしら？」ということや，「どのくらいの期間，入院しなければならないのかしら？」ということかもしれません。人によっては「どのくらいお金がかかるのか」とか「傷の場所や大きさ，その美醜はどうなのかしら？」ということが一番の関心事であるという人もいるでしょう。少なくとも，現代人は「手術をしたけど虫垂が取れなかったなんてことがどのくらいあるのかしら？」とは思わないはずです。虫垂切除群のアウトカムは，「合併症なく虫垂切除ができたら治療成功」「○日以内に退院できたら治療成功」，などと定義するともうすこしスッキリするかもしれません。さらには若い女性を対象に試験をするならば「術後1年後に自分のお腹の傷を見て，まあこれくらいならいいか！と許容できたら治療成功」と定義するのも面白いかもしれません。ともあれ，このような懐疑主義系の臨床研究では**アウトカムが比較する群間で異なる場合もある**，ということを知っておくとよいでしょう。実はこの問題では，さらに

34　第1章　アウトカムリサーチとは

QOLというすこし特殊な概念のアウトカムを利用するとさらに深い議論ができるのですが、それについては周辺知識を得たうえであらためて第4章で触れてみたいと思います。

人工股関節の手術アウトカムについて考える

さて、虫垂炎、胆嚢炎のように取ってしまえばおしまい、という手術よりもうすこし、複雑な手術についても考えてみましょう。たとえば整形外科医にとってはおなじみの手術"全股関節置換（total hip replacement；THR）"の臨床研究におけるアウトカムについて考えてみたいと思います。

全股関節置換術において、人工関節（インプラント）の固定法には大きく"セメントを使用する"方法（セメント固定）（図1-4）と、"セメントを使用しない"方法（セメントレス固定）があります。この手術は50年以上の歴史があり古くはセメント固定が主流でしたが、現在わが国ではセメントレスが主流となっています。

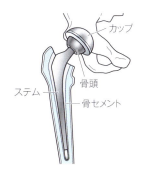

図1-4　全股関節置換術（セメント固定）

原因ははっきりしませんが、骨セメントの使用中に肺塞栓症やショックなどの重篤な有害事象が報告され、セメント使用のリスクについて2000年ごろに大きく報道された経緯があります。厚生労働省からの注意喚起が出されており、いまだ人工股関節の手術においてはセメントの使用が敬遠されている傾向にあるようです。しかし、一方ではセメントレスと比較し

てインプラントの固定は良好とする報告が多く，また報道されたような大きなトラブルは海外ではほとんど報告されていないとの意見もあり，なかなか決着のつかないテーマであります。

　さて，この"セメント固定 vs セメントレス固定"に関する臨床研究もいくつかありますが，アウトカムとしてどのようなものが適切でしょうか。虫垂炎や胆嚢炎のときのように手術時間や出血量などを比較してもよいですが，あまり重要とは思えません。セメントが危険だという意見もあるので，手術死亡や重篤な合併症を比較したいところですが，実際には何千件に1件起こるかどうかという頻度であり，一般の臨床医が行う研究ではアウトカムとして成立しない可能性が高いです（もちろん，念のためデータは取っておくべきと思います）。セメントを入れなくてもインプラントの固定に問題がないのだということを示すためには，術後のX線画像所見での仕上がりを比較するというのが一番手っ取り早そうです。実際にインプラントが沈むことなくきちんと収まっているかを確認した研究もあります。手術直後の画像所見だけでは不十分だと考えれば，もっと長い期間のフォローを行ってもよいでしょう。最終的にはインプラントを再度入れ直す手術（revision surgery）が必要になった件数（割合）を比較することになるでしょう。

　ただ，これらはあくまでも手術の"安全性評価"の意味合いが強いように感じます。この手術の本来の目的は**患者の機能回復**なので，治療の有効性も見なければなりません。つまり，どちらの方法がより機能回復に貢献しているのか，または同等なのかということです。股関節の機能を評価することは非常に難しいと思いますが，これは画像所見だけでは不十分です。関節の可動域や安定性も大事でしょうし，患者が自覚する違和感や痛みなど主観的な要素も含まれてきそうです。このような点も含めて股関節手術の機能を評価するスコアリングシステムには世界標準としてHarris hip score*，わが国では日本整形外科学会のJOA hip score**が一般的に用いられています。疼痛や可動域，歩行能力，日常動作などを評価する指標です。手術の内容によってアウトカムも複雑になってきましたね。さらに，付け加えるとすると，患者の社会復帰状況やQOLなども評価できるとよいかもしれません。

4 アウトカムを数値化する

ハードアウトカムとソフトアウトカム

　手術をターゲットとした臨床研究では，研究の種類や，扱う疾患，手術の目的に応じてさまざまなアウトカムが設定されていることがわかりました。ここまでの議論でアウトカムとなるたくさんの変数が出てきましたが，これらを2つの大きなカテゴリーに整理することができます。それが「ハードアウトカム」と「ソフトアウトカム」です。**客観的な数値で表せるアウトカムをハードアウトカムと言い，主観的な要素が入るため数値で表しにくいアウトカムをソフトアウトカムと言います。**

　たとえば手術時間，出血量，在院日数，白血球数やCRP値などは客観的な数値として表現できますね。また，癌の再発，再手術の有無，生存・死亡などは「あり・なし」を「0・1」などの二値変数として置き換えることができるので，これも数値化が可能です。これらは典型的なハードアウトカムと言えます。一方で疼痛や吐き気などの自覚症状，傷の整容性，術後の後遺症，日常生活への負担感などは，患者の主観的なアウトカムであり数値化しにくい変数です。X線の所見における「透過性」や病理診断における免疫染色の「染まり具合」なども主観的変数です。このようなものをソフトアウトカムと言います。これまで議論してきたように，虫垂炎にせよ，人工関節置換にせよ，**意外に臨床研究においてはソフトアウトカムを評価することが求められている**ということがおわかりになったと思います。

---

*Harris hip score：世界で最も用いられている尺度。疼痛（44点），跛行（11点），歩行支持（11点），歩行距離（11点），座位（5点），公共交通機関の利用（1点），階段昇降（4点），靴・靴下履き（4点），変形（4点），可動域（5点）で構成。つまり，巨視的にみると疼痛が44点，歩行能力が33点，日常生活動作が14点，変形が4点，可動域が5点の点数配分になっている。

**日本整形外科学会股関節機能判定基準（JOA hip score）：わが国で一般に用いられている尺度。疼痛（40点），可動域（20点），歩行能力（20点），日常生活動作（20点）の4項目から構成されている。

痛みやQOLなどのソフトアウトカムを採用する場合，どうにかして数値化しないことには臨床研究が成り立ちません。よく使われる手段として，疼痛の評価として鎮痛薬の使用回数を比較したり，視覚的アナログスケール（visual analog scale；VAS）やフェイススケール（face rating scale；FRS）のような調査用紙に記入してもらいデータを数値化する方法があります。このような図を見たことがある方も多いでしょう（図1-5）。

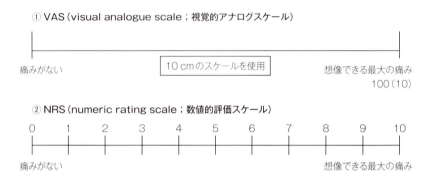

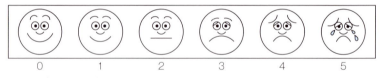

図1-5　痛みを数値化するスケール

　このようなスケールで得たデータを「連続変数」のように利用し，検定を行ってよいかどうかは簡単には決めることができません。まず使っているスケールが適切かどうかを考えるには**「等間隔である」**ことと**「測りたいものが測れている」**かどうかの2点を評価する必要があります。

尺度は等間隔であるか

　まず，「等間隔である」とは，たとえば，電車の駅順が連続変数的に扱えるかどうかということを考えるとわかりやすいでしょう。東海道新幹線

の駅順は東京から順に1〜6の番号で表現することができますが，1と2の間隔と，3と4の間隔はあまりにも大きな差がありますね（図1-6）。駅に割り振った番号には"順序"はあるけれど，"等間隔"ではないということになります。こういう尺度を「順序尺度」と言い，等間隔の尺度を「間隔尺度」と言います。同様にこのような変数を「順序変数」，「間隔変数」と表現することがあります。

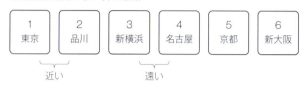

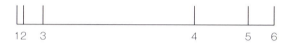

図1-6　順序尺度（順序変数）

　電車の駅を変数化すると順序変数になり，「ここから，あなたの家までどのくらいですか？」という問いに対して「電車で3駅ですよ」という回答があいまいであり，「そうか，職場までは6駅だからその半分くらいの距離か」という計算は成り立ちません。では山手線の場合どうでしょうか。のぞみ号よりは駅の間隔が等間隔に近づきますので，"山手線で3駅の距離"と"6駅の距離"だとなんとなく2倍の距離感をイメージしてしまうところです。実際には山手線の総距離は34.5kmで，駅数は29なので，平均の駅間距離は約1.19kmとなります。最短は日暮里〜西日暮里間で0.5km，最長は2.2kmの品川〜田町間，その標準偏差は0.415となります。これだけ間隔の差が大きいとやはり連続変数として統計処理をするのは無理があるでしょう。

　話を戻して，図1-5のVAS，NRS（numeric rating scale），FRSについて考えてみましょう。FRSは一見すると視覚的に等間隔になっているように見えますが，この尺度の0番の顔の表情と1番目の表情との間の差（Δ

1）と，3番目の表情と4番目の表情の差（⊿4）が本当に同じ痛みの程度を表現できているか（⊿4−⊿1＝0が成り立つか），と言われるとどうでしょう（図1-7）？

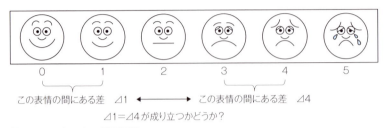

図1-7　スケールの等間隔性

まじめな話，これはイラストの画力の問題でもあります。イラストの描き方によって選択する側も影響を受ける可能性が十分にありえますね（図1-8）。

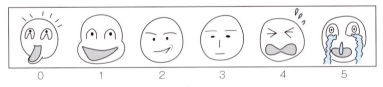

図1-8　もしこんなフェイススケールだったら……？

その点，NRSは視覚的に等間隔になっており，すこし主観が入りにくくなっているように思いますし，VASではより自由に回答することができるので，連続変数として扱いやすくなってきます。**連続変数とは，精度の高い測定によっていくらでも正確な値が得られる変数のことを言います**。VASの場合，0からチェックを入れた点までの距離が，痛みのスコアになりますので，その距離は厳密に・精密に測定しようと思えば小数点何桁でも細かく測定することができます。一方NRSやFRSでは選択肢が限定されているので（たまにその間をチェックする人もいますが……），連続変数とは呼べません。しかしこのような変数も医学論文ではしばしば連

続変数と同様に統計処理・検定がなされている場合もあります。このあたりはその学問領域の慣習などもあるようです。たとえば学校のテストの点数などは1点単位になっており，厳密には連続変数とは呼べないわけですが，模試の偏差値などは連続変数のように計算されています。医学領域においても同様に，ある程度等間隔性が保たれており，また得られたデータの中身を見て，その分布や分散などを考慮しつつ統計学的な検定を利用することが多いのです。

測りたいものを測れているか

尺度が等間隔であったとしても，使用する対象や調査のタイミングが適切でないとせっかく収集したデータが意味のないものになってしまうことがあります。医学系の研究でもしばしばみられるのが「**天井効果**」と「**床効果**」です。全長20 cmの物差しでラットの大きさを測れば適切にデータがとれるけれど，人の大きさを測るには不適切です。人を測った場合にはすべて20 cm以上という結果になってしまい，本来あるはずの差が検出できなくなってしまいます。これが「天井効果」です。逆に10 cm間隔の目盛りしかない物差しでマウスの大きさを測定すれば，ほとんどのマウスが10 cm未満という結果になってしまいます。これを「床効果」と呼びます。

患者の自覚症状に対して質問紙を用いた調査を行う際にも，質問の仕方がよくないと本来存在するはずの差が検出できないということがありえます。この点に関しては第2章でくわしく扱うことにします。

順序変数をどう扱うか

さて，外科の領域ではさまざまな順序変数が用いられていますが，等間隔性がない場合にはどのようにデータを利用したらよいでしょうか。外科医にとって有名な順序変数は，たとえば米国麻酔科学会による手術リスク分類のASA-Physical status（ASA-PS），筋力を評価するMMT（manual muscle test），悪性腫瘍のTNMステージ分類などでしょうか。

癌の病期分類として用いられるステージは，ご存知のとおりI期からIV

期に分類し，徐々に予後が不良になっていくという順序変数ですが，ステージⅠ期とⅡ期の間隔，Ⅱ期とⅢ期の間隔はそれぞれ等間隔とは言えません。癌の進行度という点から見ても，Ⅰ期からⅡ期に進展するまでに要する期間と，Ⅱ期からⅢ期に進行する期間が等しいとは思えませんし，予後という観点からも等間隔でも等比率ではないのでⅠ期の治癒確率がⅡ期の2倍高いということでもありません。また，術後合併症のグレード分類で有名なClavien-Dindo分類やCTCAE（Common Terminology Criteria for Adverse Events）分類も，あくまで順序変数であり，その程度は等間隔ではありません。このように，等間隔でない（等間隔かどうかわからない）場合には，連続変数として扱うことはできないので，しばしば2つのカテゴリに分けて変数を二値化してしまいます。そうすると間隔が1つになるので解析しやすくなります（図1-9）。

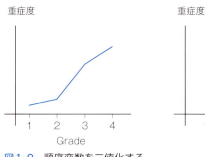

図1-9　順序変数を二値化する

　どのポイントで二値化するか，という問題が生じますが，基本的には臨床感覚から研究者が重要だと思うポイントで分ければよく，これは臨床医のセンスで決めてよいと思います。たとえば合併症の重症度を表すClavien-Dindo分類においてはGrade Ⅲ以上を"何らかの侵襲的な治療を要する合併症"と定義していますので（表1-1），Grade ⅡとⅢの間が臨床的に重要かつ明確な分岐点と言えます。そのためGrade Ⅲ以上の合併症発生をイベントとする研究が多いです。一方でGrade ⅠとGrade Ⅱの間で二値化している研究もあります。Grade Ⅱは"薬物治療"を要する合併症と定義されており，ⅠとⅡ～Ⅳで二値化してもよいように感じます。しかし，たと

表1-1 Clavien-Dindo分類(術後合併症グレード分類)

Grade Ⅰ	薬物療法,外科的治療,内視鏡的治療,IVR治療を要さないもの (ただし制吐薬,解熱薬,鎮痛薬,利尿薬の利用は治療に含めない)
Grade Ⅱ	制吐薬,解熱薬,鎮痛薬,利尿薬以外の薬物療法を要するもの
Grade Ⅲ	外科的治療,内視鏡的治療,IVR治療を要するもの
Ⅲa	全身麻酔を要さない治療
Ⅲb	全身麻酔下での治療
Grade Ⅳ	ICU管理を要する生命を脅かすもの
Ⅳa	単一の臓器不全
Ⅳb	多臓器不全
Grade Ⅴ	死亡

えば術後に抗菌薬を使用した場合にはGrade Ⅱの合併症ということになりますが,実際にはカルテをあとから調べても使用した理由が合併症の治療なのか,それとも予防目的の使用なのか,またはルーチンに使用しているなのかがよくわからない場合も多いです。

また二値化する場合には,その変数の中身を確認しておくことも大切で,たとえば手術リスクとして有名なASA-PSのデータを収集すると,1と2の区別が麻酔科医または外科医によってかなりあいまいで,評価者間の一致率が低いことが知られています。臨床的に1または2以上で二値化することが合理的と考えられたとしても,このような場合には2以下と3以上で二値化したほうが,よりデータの誤差が少なくなるかもしれません。

画像所見や身体所見のアウトカムをどう扱うか

X線診断や病理の所見なども主観的な要素が大きいデータです。CT画像から病変の大きさを測定するといった単純なアウトカムであっても,測定者によって誤差が出ますし,測定者が同じであってもスライスの間隔や造影剤注入のタイミングなどさまざまな要因に影響を受けるでしょう。CTでの距離測定では1〜2mm程度の誤差は同じ人が測定しても生じます。比較的大きな標的(5cm以上の組織や病変など)を測定する場合には

4 アウトカムを数値化する | 43

その誤差は小さいと感じるかもしれませんが，たとえば大腸外科などで議論されているような8mmのリンパ節腫大を測定するといった場合には誤差が与える影響はかなり大きくなります。

　また病理学的所見をアウトカムにする場合，たとえば免疫染色の"染まり具合"や，"炎症細胞浸潤の程度"を数値化するのに苦労した経験のある外科医も多いのではないでしょうか。プレパラートによって染まり具合に差がある，1枚のプレパラートの中でもどの視野を選ぶか，微妙な染まり具合（薄い，細胞質でなく間質の染まりが強いなど）をどうやって評価するかといった疑問があります。評価者を1名に固定したり，数名の合議制によって評価を決定するなどの方法で誤差を少なくする方法が医学論文には多く用いられています。前作で取り上げた創感染の判定などのように，身体所見から判定するアウトカムについても同じですが，**あらかじめ「何をもって陽性（または陰性）とするのか」という定義を明確にしておく必要があります**。そして，当然ながら情報バイアスを避けるためにも，評価はE/Iの割り付け（どのような治療・介入が行われたのか）がブラインドされた第三者が行わなければなりません。論文や研究計画書においてこの点の記述がないと，「アウトカムを都合よくコントロールできる」という疑念が生じますので，せっかくの研究成果が台無しになってしまいます。

　また，あまり前例のない測定項目をアウトカムとして用いる場合，その精度をあらかじめ調査してくことも必要かもしれません。パイロット研究として，アウトカムとしての信頼性を調査しておくと，それだけでも論文になりうるかもしれませんし，そのような準備を行ったということがその後の研究の信頼性を高め，本論文の採択にも有利になるかもしれません。具体的には，医学的根拠に基づいて評価すべき画像所見を決定しておき，複数の検者によって実際に測定を行ってもらいます。得られたデータが検者間で一致するかを「検者間信頼性（inter-rater reliability）」と言い，同一の検者が同じ測定を繰り返したときに一貫した結果が得られるかを「検者内信頼性（intra-rater reliability）」と言います。信頼性の指標として，間隔尺度の場合には級内相関係数（intraclass correlation coefficients：ICC），順序尺度の場合にはκ（カッパ）係数が用いられます。

　たとえば，「腹腔鏡手術は，術創の痛みが軽度のため排痰に有利である。

44 第1章　アウトカムリサーチとは

よって術後の無気肺が少ない」といったRQを想起する外科医は多いと思います。

 P：消化器外科手術
 E：腹腔鏡手術
 C：開腹手術
 O：術後無気肺の発生

というPECOになりますが，このアウトカムである無気肺の診断は，おそらく測定者によって一定の誤差が生じます。そこで，いきなりこのPECOに関する研究に取りかかるのではなく，その準備として**「消化器外科医が術後無気肺を診断する際に生じる検者間および検者内の信頼性」を測定する研究を行ってみるとよいでしょう**。実際，腹部手術を行った患者に対して翌日のX線撮影をルーチンに行っている病院は多いでしょうから，画像サンプルはたくさん得られます。呼吸器を専門としない消化器外科医における無気肺の評価者内または評価者間の信頼性を測定し，どのような所見が無気肺の診断に重要であるかを考察するというだけで臨床研究になります。そしてこのような研究こそ，実臨床に役立つだけでなく，今後無気肺をアウトカムにする臨床研究を計画するほかの研究者にとっても有益な"役に立つ臨床研究"と言えるでしょう。

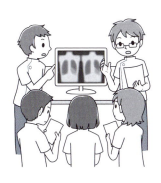

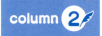

結果の見せ方②：TableとFigure

結果の出し方として，表（Table）を出す場合と，図（Figure）で出す場合があります。

Column①（p.28）を例に表で表すと以下のようになります。リスク比（RR）と95％信頼区間（95％ CI）を表に加えています。

表　Tableで表した場合

	X群 n=200	％	Y群 n=200	％	p値	RR	95％ CI
全合併症	30	15.0	50	25.0	0.012	0.60	0.40〜0.90
創感染	9	4.5	24	12.0	0.008	0.38	0.18〜0.81
肺炎	7	3.5	9	4.5	0.609	0.78	0.30〜2.05
縫合不全	7	3.5	3	1.5	0.217	2.28	0.60〜8.67
尿路感染	4	2.0	6	3.0	0.522	0.67	0.19〜2.33
その他	3	1.5	8	4.0	0.126	0.38	0.10〜1.39

RRはX群のY群に対するリスク比なので，1未満ではX群が有利な結果，1を超えるとY群に有利な結果です。この表は点推定値と区間推定のための数値がすべて記述されており情報量としては申し分ないのですが，どうしても数値が込み入ってしまい見にくいという印象はあります。

一方で，これを図に書き表すとどうなるでしょうか．下図のように表現することになります。

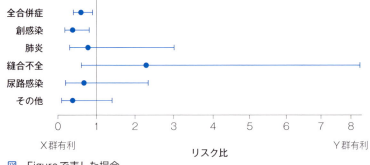

図　Figureで表した場合

46 ｜ 第1章　アウトカムリサーチとは

この図を見ることで，一見して全合併症でX群が有利な結果となっていることがわかります。そして，その合併症の内容についても，おおむねX群で有利な結果となっていますが，唯一縫合不全だけはY群が有利な結果となっていることがわかります。合併症の内訳は創感染による影響が大きいものの，縫合不全に関しては逆の方向性を向いており，何か原因があるのかもしれません。ただし，縫合不全ではかなり信頼区間の幅が広くなっており，これはイベント発生が少ないための偶然の誤差の可能性もありそうだと解釈できます。もちろん，このことは表からも読み取れる事実ですが，図で表現することの利点もおわかりいただけますでしょうか。学会発表のスライド作成においては図で出したほうが聴衆へ与えるインパクトが大きいと思いますが，投稿論文の際には図だけでは数値が明らかでないので，表と図を組み合わせた形で出すという方法もよいでしょう。

ところでシワシワ君。今まで出てきたアウトカムについて，ちょっと整理してみようか。

はい。手術によっていろいろなアウトカムがあるんだということがわかりました。僕はいままで虫垂切除や胆摘などを中心に経験してきたので"手術成績"なんて言うと，「手術時間」「出血量」「術後の在院日数」「合併症の有無」くらいしか考えていませんでした。NCDっていう全国登録システムでもこういう項目が重視されていますよね。

そうだね。シワシワ君が挙げてくれた「手術成績」は，いわゆる"外科医の腕前"を推し量る目安としては便利なものだ。手術時間が短くて，患者の合併症が少なくてすぐに退院させることができれば，病院スタッフから見るととても「デキル」外科医に見えるだろう。

はい。僕はいつも時間がかかってしまうから，麻酔科の先生や手術室のナースから冷たい目で見られていると思います……。

ははは。僕はシワシワ君の手術が悪いとは思っていないよ。まだ慣れていないんだし，ちょっとくらい時間がかかったっていいんだよ。たとえば，道具の準備ができていなくて待っている時間が長いとか，完全に手が止まってしまって時間がかかっているのは問題だけど，手技を丁寧にやった結果として時間がかかってしまうのは，患者さんにとってはむしろよいことかもしれないよ。たしかに，閉創もシワシワ君がやると10分は余分にかかる。でもシワシワ君の真皮縫合はとてもきれいだから，今日僕の外来に再診した患者さんも傷がきれいに治ったと喜んでいたよ。それから「入院中，シワシワ先生が毎日欠かさず診に来てくれて安心できた，ありがとう」と言っていたよ。

ほ，本当ですか。オラオラ先生の下について初めて褒められたような気がします！ありがとうございます。

ところが，そういう患者さんの声は麻酔科の先生はもちろん，多くの病院スタッフには認識されていないよね。医療者が重視する「手術のアウトカム」が，いかに医療者目線であるかということなんだ。

うーん。考えさせられますね。病院も円滑に仕事を進めて，赤字を出さないようにしないといけないし……。たしかに日曜日も診察に行きましたけど，しっかり時間外勤務を申請してますし。

もちろんそうだ。だから「コスト」をアウトカムとする医療経済学的な研究も必要だし，とても注目されている。でも，そういう研究はシワシワ君のようなトレーニング中の外科医が扱うテーマとしてはやや大局すぎるかもしれない。どちらかと言うと病院の経営陣や自治体や行政の側が取り組むテーマのような気がするね。

僕はやっぱりベッドサイドで得られる患者の症状や訴えといった情報を自分の手術に生かすような研究がしたいです。

うん，よくぞそこに思いが至ったね。シワシワ君のような考えをもつ外科医が増えてくると，いまに外科医が主観的によいと思う術式を行うだけではなく，患者の主観的なデータも参考に術式を選択するような時代が来るかもしれない。その兆候として，最近は外科医が行う臨床研究の世界にもpatient centered outcome（PCO；患者中心アウトカム）という言葉がしばしば用いられるようになってきた。

はあ……PCOですか。PECOとかPICOとか，紛らわしいですねぇ。

患者の視点から見たアウトカムということで，patient-centric outcomeと言う人もいる。正直，手術時間が10分や20分長引いたって患者さんにとってはどうでもいいことなんだ。それよりもっと大事なことがあるだろう。そういうアウトカムがPCOなんだ。代表的なのは手術後の後遺症だね。体力の低下，痛みなどの症状，歩行や動きの制限，手術の部位によっては外見・整容的な面も大きな問題になるね。

なるほど……。確かに患者さんにとってはどれも重要なことですね。消化器外科の場合だったら，術後の癒着性腸閉塞なんかもPCOになりそうですね。

そう。ただし，これらは臨床研究をやる側にとってはなかなかやっかいな問題をはらんでいるんだ。気がついたかもしれないけど，PCOには患者の主観的な項目が多いだろう。腸閉塞の有無なんかはある程度データにしやすいかもしれないけど，自覚症状や手術部位の整容面をどうやって科学的に分析したらいいかな？

うーん。患者さんにアンケートをとったり，VASなんかを使って点数化するのはどうでしょう。

ほう。VASは知っているのか。それなら話は早い。じゃあたとえば，腰椎ヘルニアの手術を受けた患者がいたとして，手術前の痛みが65点，手術6か月後の痛みが61点に下がったとしよう。この手術は有効だったのだろうか。

う……微妙ですね……。

もう1つ聞こうか。たとえば「術後在院日数」というのはPCOだろうか。

あ，それはPCOだと思いますね。測定も正確だしよいアウトカムになりそうですよ……。いやちょっと待てよ……入院日数は短いほどよいような気がするけど，実際にはもっと長く入院していたいと言う患者さんもいますよね。

そうだ。海外では日本よりもずっと入院期間が短い。大腸癌の手術でドレーンを入れたまま術後3日で退院して，外来に通いながらドレーンを抜くなんてこともざらにある。日本人の患者には到底受け入れられないよね。もちろん早く帰りたいという人もいるだろう。患者さんそれぞれの好みや生活面での事情もあるし，国や地域，文化，時代によっても全然変わってくる。

ちょっと混乱してきました。外科医は手術の効果を科学的に評価するために客観的な数値が出るようなアウトカムとして，たとえば手術時間，出血量や合併症の発生，在院日数などを比較してその優劣を論じてきました。そういう論文がたくさんあって，その結果をふまえて，多くの外科医が工夫を重ねて手術の質を高めてきたわけですよね。臨床研究から得られた結果を解釈し，取捨選

択するのは外科医であって，外科医がよいと思う手技の工夫を取り入れて発展してきたわけで，その積み重ねの歴史こそが現在の外科学そのものだと思うんです．そして，多くの患者さんがその恩恵を受けていると思います．先生のおっしゃっていることって，なんだかそういう外科の成り立ちを根底から覆すような気がしてちょっと怖いんですけど……．

そう．そういう反応は正常だし，正論だ．しかし，実際には外科医が設定したアウトカムでは測定できていないことが多すぎるのではないかな？ そして，外科医が手術手技を評価する臨床研究の多くは過去の自施設（医局）の手技と最近の工夫など内向きの比較ばかりではないかな．

はあ，まあ大学の医局にはその成り立ちによって流派みたいなものがありますから，それを超えて直接的にほかの手技と比較するっていうのは難しいですね．それは外科に限らず，師匠から弟子に伝えられる技術ってお作法みたいなことであふれていて，そのすべてが科学的に説明できないでしょうけど，だから合理的でないとも言えないんじゃないですか？

もちろん，そういう技術の伝承を尊重しないわけではないんだ．けれど，手術を受ける患者さんにとってみたらどうだろう？ やはり術式を決定するデータが外科医の好み（選好）で選ばれたアウトカムだけでは今後は無理が生じてくると思うんだ．PCOという概念は，外科医の主観的な判断よりも"患者の選好"を重視していて，「患者が自分の受ける治療を選択するときにその判断の基準になるようなデータを医療者が提供すべし」，ということなんだ．知ってのとおり，患者の判断なんていうのは「科学的」なデータだけでは決まらない．医学的にいくらメリットを説明しても手術を受けない患者さんもいるだろう？ そういう自分のこだわりとかいう心理面や，治療費などの経済面，さらには宗教的

価値観などによって患者の希望は大きく左右されるし，すぐに覆ることもある。だから多角的なものの見方が要求されるという意味で，これは科学にとどまらない社会学的な問題を大いに含んでいるんだと思うよ。それを追求することが「アウトカムリサーチ」なんだ。

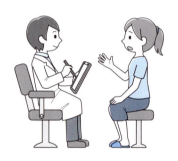

5　真のエンドポイントとは

前作でもすこし触れましたが，臨床研究におけるエンドポイントの決定についてもう一度考えてみましょう。PECOやPICOにおけるO（アウトカム）を決定したら，次にそのアウトカムを評価するための具体的な変数（エンドポイント）を決定します。

RQ「腎癌に対する腎部分切除にロボット手術は術後の腎機能にとって有益か」
P：腎細胞癌で腎部分切除術が予定された患者（cT1a N0 M0，腎門部の腫瘍を除く）
E：ロボット支援手術
C：開腹手術
O：？？？

最近，いろいろな分野でロボット手術が保険収載されてきましたので，泌尿器科以外の診療科でもこのようなRQがたくさん出てきそうですね。これは実際に学会発表で見かけたRQとPECOですが，ここでアウトカム

の設計を考えてみましょう。腎細胞癌に対して腎部分切除術を行うメリットはなんといっても腎機能の温存でしょう。しかし，相手は悪性腫瘍ですから，再発のリスクも気になります。ロボットを用いるかどうかはともかく鏡視下手術と開腹手術の比較に関する議論は枚挙に暇がありませんが，一般的に下記の特徴が知られています：

開腹手術……腹壁を破壊するため侵襲が大きくなるが，手術時間が短く，巨大な病巣を持ち上げたり，高度な癒着をはがしたりするときは有利。予想外の出血に対処しやすい。

鏡視下手術……鉗子の可動域に制限があり手術時間がかかるが，腹腔内全体を見渡すことができ，また細部を拡大視することでより精緻な手術ができる。鉗子の動作制限に関してはロボット支援手術でアームの関節が自在に操れるようになり改善されたが，術者の触覚が失われるため想定外に強い力が組織にかかってしまうことがある。

通常は腎細胞癌に対しては腎臓と病変をまるごと摘出してしまう腎摘除術を行いますが，最近は腎部分切除術という縮小手術が普及しつつあり，一般的には4cm以下で，腎門部から離れている病変はよい適応です。つまり，手術操作のリスクの低い腎臓の辺縁に存在する小さな癌が相手なので，前述した鏡視下手術のメリットが際立つ状況と言えます。その点で，部分切除に対するロボット手術は今後さらに普及していくでしょう。

では，そのメリットをどのように臨床研究で示していけばよいか，一緒に考えてみましょう。

まずアウトカムを大きく分類すると，腎機能，侵襲性，安全性の評価などが挙げられます。整理しながら思いつく限りのエンドポイントを列挙してみます。

・腎機能……術前後のeGFRの変化，クレアチニン値の変化，術後6か月のeGFR，慢性腎臓病（chronic kidney disease：CKD）の発生，透析導入
・侵襲性……術後の疼痛，炎症反応，術中出血量，術後在院日数

5　真のエンドポイントとは ｜ 53

・安全性……術後合併症，術中偶発症，術死亡，再発
・その他……手術時間，コスト，QOL，外科医のストレス，創の整容性

　さてこれらの中で何を主要なアウトカムにすべきでしょうか（臨床試験でなくても主要なアウトカムを1つ設定しておくことの意義については前作pp.98〜99を参照）。

　ふつうに考えると腎部分切除術の最大の目的は腎機能の温存ですから，eGFRの変化などがエンドポイントに設定しやすいです。ただし，eGFRや血清クレアチニン値などは多少異常値が出たとしても自覚症状がない場合も多いので，患者さんから見ると優劣がわかりにくいエンドポイントです。また，片腎を摘出した場合でもeGFRの減少は一時的に大きくなりますが徐々に残った腎臓が機能を代償し改善してくることも知られています。

　一方で，CKDの発生や透析の導入率などを比較するというのは患者さんにとってかなり切実なエンドポイントです。実際自覚症状がなく，日常生活をふつうに送ることができて，透析導入にもならなければeGFRがすこしくらい低下しても別に困らないよ，という患者さんもたくさんいるでしょう。つまり，将来的なCKDの発生や透析の導入が「真のエンドポイント」であり，eGFRやクレアチニン値などは「代替（サロゲート）エンドポイント」であると言えます。しかし，真のエンドポイントを評価するためには長期のフォローアップが必要になることが多く，実際には臨床研究の結果が出るまでに時間がかかりすぎることから代替エンドポイントを用いて議論することが多くあります。

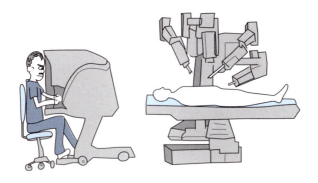

代替エンドポイントの条件

　代替エンドポイントの定義は「臨床的な（真の）エンドポイントを予測しうるバイオマーカー」とされています。また，バイオマーカーとは治療の反応を評価するうえで，客観的に計測可能な生化学・病理学・細菌学・薬理学的な指標と考えられます。

　よい代替エンドポイントとは，当然ながら代替エンドポイントが真のエンドポイントと関連が高いかどうかにかかっています（相関係数だけを見ていると，作用が逆向きになっている可能性もあるので要注意です）。今回の場合，術後早期のeGFRの低下が長期的なCKDまたは透析導入へのリスクになるかどうか，ということが明確に示されていれば代替エンドポイントeGFRは価値が高いと言えます。片方の腎臓を全摘した場合に，一時的にeGFRは低下しますが，徐々に残存している腎臓が機能を代償するので，最終的にeGFRが半減するわけではありません。術後早期のeGFR値やクレアチニン値が，CKDや透析導入のリスクになるかということを明確に示したエビデンスは乏しいのではないでしょうか。

　直接的に腎部分切除術後のCKD発症リスクがわからない場合は，類似の病態として，急性腎障害（acute kidney injury：AKI）などを参考に考えてみてもよいかもしれません。AKIを発症した患者の多くは軽快しますが，中には腎機能が改善せずCKDに至る患者が2〜3％存在します。CKDに陥ってしまう患者のリスク因子として示されているのは，高齢者，女性，もともとのクレアチニン値が高い，蛋白尿，重症のAKI，退院時のクレアチニン値などです（James MT, et al：JAMA 318：1787-1797, 2017）。腎部分切除は，手術によってつくりだされたAKIとも考えられますので，退院時のクレアチニン値，またはそれに準じて術後早期のeGFR値は代替エンドポイントとして採用してもよさそうに思われます。このように，根拠となる病態生理，それを裏づける質の高い文献が存在すれば，より説得力のあるアウトカム設計が可能です。

第1章

5　真のエンドポイントとは　55

アウトカムの真贋を評価するには

逆に，自分が設計したアウトカムがはたして真のエンドポイントたり得るのだろうかと疑問に思うこともあるでしょう。腎摘でも腹腔鏡手術と開腹手術を比較した臨床研究を行った場合，術中の出血量，傷の大きさや，術後早期の疼痛をアウトカムとすれば，腹腔鏡手術の優位性を示すことは容易でしょう。反対に，手術時間，術中偶発症，コストなどをアウトカムとすれば開腹手術に有利な結果が出るでしょう。はたして，どのエンドポイントが"真"たりえるのかを考えるのはなかなか難しいものです。そこで，前作でもご紹介した「**エンドポイントの真贋当てクイズ**」を利用することになります（前作 p.101 参照）。

エンドポイントの真贋当てクイズとは，

> 「そのエンドポイント以外のアウトカムが全く差がなかったとして，あなたはその治療を選択しますか？」

という質問をすることです。

    Ｐ：腎細胞癌で腎摘予定の患者
    Ｉ：腹腔鏡手術
    Ｃ：開腹手術
    Ｏ：傷の大きさ

という臨床試験を組んだ場合に，証明できることはプライマリエンドポイントに設計されている「腹腔鏡手術は開腹手術よりも傷の大きさが小さい」ということだけです。そこで，患者に以下の質問をしてみると想定しましょう。

　「腹腔鏡手術は開腹手術より傷が小さい，というメリットはありますが，それ以外は全く同等で差がありません。合併症のリスクも，在院日数も，コストも，創の痛みも，術後のQOLも腎機能も，癌の根治性も，再発率も……何も差はありません。傷だけは小さくてすみます。さて，あなたは腹腔鏡手術を受けますか？」

56 │ **第 1 章** アウトカムリサーチとは

という質問です。それなら，傷が小さい手術がよいと答える人も多いでしょう。ただし創痛は差がないわけなので，完全に整容面だけのメリットしかないと考えると，「まあどっちでもいいや，先生のやりやすいほうでやってくれ」という心優しい患者さんもいらっしゃることでしょう。

　そこで，Oを「手術死亡（mortality）」や「癌の再発率」とするとどうでしょう。ここに差があるとすればほとんどの患者さんが有利なほうの治療を選ぶと思います。このようなエンドポイントは疑いなく「真のエンドポイント」と言えます。

　では上記で述べた「傷の大きさ」が真のエンドポイントでないならば，傷の大きさはいったい何に対する代替エンドポイントなのでしょうか……。おそらくはこのエンドポイントは「患者が治療後の身体の変化を許容できるか」，という治療による精神的負担を代替する変数ではないかと思います。もし，Oを「身体の外見的変化」とした場合はどうでしょう。癌の治療によって，体重が激減する，むくむ，脱毛する，皮膚の色素沈着などの症状がしばしばみられますが，このような外見的変化は身体的のみならず，精神的なストレス，また社会活動をも妨げる可能性があります。つまり身体の外見的変化は癌治療における重要なアウトカムであり，これを測定することができれば"真"のエンドポイントになると思われます。手術による傷の大きさも，実はその一部に影響を与える変数にほかなりません。ただし，その影響は癌の治療においてみられるような"極端なるいそう"，排泄の経路を変えるような"ストーマ造設"などと比べるとやや小さいかもしれないということです。

　ほかにも，どんな変数が真のエンドポイントになりえるか，考えてみるとよいでしょう。シワシワ君とオラオラ先生のやり取りでも出てきましたが，**術後在院日数というのはわが国の患者さんにとっては意外に不人気なエンドポイント**だったりします。つまり，この真贋当てクイズは主観的な要素も入ってくるので，その時代による考え方の変化や，地域の文化，経済状態などにも左右されています。その中でも，外科領域における普遍的に"真"であろうエンドポイントとしては，「重度の術後合併症または後遺症」，「生存率（疾患の再発も含む）」，そして「術後のQOL」が挙げられます。

5　真のエンドポイントとは　57

QOLは真のエンドポイントになりえるが……

　真のエンドポイントとして，合併症の発生や，生存率，再発率などは比較的測定が容易です。もちろん合併症の発生とひとくちに言っても，合併症の内容によっては判定がやや主観的になってしまうものもあります（前作p.93参照）。

　特に観察研究においてカルテ記載から合併症の有無を抽出しようとする場合，「ドレーン排液がやや濁って見えたため，念のため抗菌薬を使用し，抜去の時期を遅らせた」という記載がはたして合併症の発生なのかどうかは判定が難しいところです。前述のようにClavien-Dindo分類で言うところのGrade Ⅲの基準を参考に「何らかの処置を追加したような合併症」を比較するのもよいのですが，「念のためドレーンの抜去時期を遅らせた」というのはどう判定されるでしょうか。通常ならば抜去するべき時期に抜去しなかったためこれを特別な処置とみなすかどうか，これは意見の分かれるところでしょう。また，「炎症反応が遷延したため，CTを撮影したところ創の直下に液体貯留を認めた。試験穿刺をしたところ漿液性の液体が吸引された」などの記載はいかがでしょうか。担当医のカルテ記載の仕方によっても（あえて記録を残さない人もいるかもしれません），判断が左右される可能性がありますね。

　臨床研究においては，このような主観的なデータをなるべく排除するために，どうしても「よりハード」なアウトカムを設定せざるを得ません。本来，「合併症に対する侵襲的処置の有無」というのも十分ハードなアウトカムですが，よりハードというのは誰がどう見ても動かしようのないほどの変数，すなわち「死亡」「再手術」「ICUへの入室」「人工呼吸器管理」などが挙げられます。同一のRQに関する臨床試験と観察研究について結果を比較すると，「死亡（mortality）」をアウトカムにした場合には両者の数値がほぼ一致するものの，「死亡以外の有害事象（non-mortality）」をアウトカムにすると観察研究では発生数が過小評価されてしまう傾向にあることが示されています。これは観察研究における合併症の拾い上げが難しいことを示していると言えます。

　しかし，前段で述べたように，患者の主観的訴え，たとえば術後の後遺

58 ┃ 第1章　アウトカムリサーチとは

症やQOLといった「ソフトアウトカム」は臨床研究において真のエンドポイントになりえる重要な視点であることは間違いありません。**一方では主観を排除し，他方では主観をデータ化する。アウトカム研究の難しさは，この一見矛盾したせめぎあいにあると言えます。**

　すなわち，アウトカムには情報バイアスを予防するために，

　① "測定者（研究者・臨床医）の"主観的な要素が混入する変数を排除し，よりハードな変数を選択する必要がある

しかしその一方で，

　② "患者の"主観的な訴えは真のエンドポイントになりえるため，可能な限り適切に数値化できる方法を考案する必要がある

ということです。この，"患者の訴え"をPRO（patient reported outcome：患者報告型アウトカム）などと呼ぶことがあります。PROの代表格として有名なのは"QOL"ですが，QOLに関しては非常に難しいので第4章でくわしく扱うこととします。QOL以外のPROとしては，"術後の症状"が重要です。しばしば術後合併症と術後症状（後遺症状）を混同したアウトカムの記述を見かけますが，**合併症は一定の割合で起こる手術の偶発的トラブルを指し，術後症状は"痛み"や"腫れ"などのように程度の差こそあれ手術後に必ず生じる症状を指します。**そしてそれらの症状がそれ以上の時間経過や治療によって改善の見込みがないレベルに到達した状態を，症状固定または後遺症と言います。たとえば，胃切除後の体重減少やダンピング症状，肺切除後の咳嗽，労作時の息切れなどが挙げられます。

　QOLや後遺症を測定し，数値化するためには，当然ながら患者本人の心の内を聴取しなければならず，一般的には医療アンケートのような質問票によって調査を行うことになります。**この自己記入式の質問票を「心理尺度」または単に「尺度」と呼びます。**もちろん，この質問票（尺度）がいい加減に作られていると得られる結果も不適切になりますので，まずは自分の研究に必要な尺度をしっかりと作ることから始めなければならない場合もあります。それを「尺度開発研究」と言います。この詳細は第2章で扱うことにしたいと思います。

外科医の主観も真のエンドポイントになる

　ところで，製薬企業と，手術デバイスを扱う医療機器メーカーでは，医師に対する営業戦略がすこし違っていることに気がつく外科医は多いでしょう。薬剤をプロモートする営業さんは薬の効果や副作用，または投薬の頻度，飲みやすさ，値段といった患者へのメリットに焦点をあてて自社製品の利点を説明しますが，医療機器メーカーの営業では患者のメリットは必須ではありません。デバイスのユーザーは医療者だからです。A社とB社の電気メスではどちらも患者から見れば大差ない（PCOで差が出ない）としても，外科医から見て使いやすいほうが売れるからです。電気メスの形がかっこいいとか，ボタンの配置がなじみやすいとか，コードが絡みにくいとか，焦げがつきにくいなどちょっとしたことの積み重ねで決定されるユーザーの満足度（CS：customer satisfaction）による部分が大きいわけです。

　現状では手術を行うのに道具を使用しないことはありえません。そして，その道具は時代とともに高度になり，複雑化の一途をたどっています。術式選択においても，患者の病態のみならず，その場で使用可能なデバイスによって決定される要素も大きいでしょう。通常の保険診療において外科医は使用するデバイスを一定のコストの範疇で選択する自由が与えられていることが多いと思われますので「外科医のストレス」のような医師の主観的なアウトカムも臨床研究の対象になります。

　実際，ロボット手術と腹腔鏡手術による胆摘について，「外科医のストレス」をプライマリエンドポイントに設定した臨床試験デザインが報告されています（Grochola LF, et al：BMC Surg 17：3, 2017）。たしかに，胆摘のような比較的合併症が少ない手術では，ロボット手術と腹腔鏡手術の患者アウトカムに大きな差が出るとは思えません。どちらも差がないのであれば，患者にとってはあまり関心事にならない比較かもしれませんが，外科医にとっては準備に時間がかかりそうなロボット手術と，動作制限の大きい腹腔鏡手術では，どちらが身体的および精神的ストレスになるのかというのはとても興味深いテーマです。

　これまで，アウトカムを設計する際にはPCOという概念を知っておく

60 ┃ 第1章　アウトカムリサーチとは

こと，患者目線でエンドポイントの真贋をよく検討することを述べてきましたが，一方で外科領域の研究においてはこのように外科医の主観も真のエンドポイントになりえるということも付言しておきます。

6 選好・価値による意思決定とアウトカムリサーチ

　前回のシワシワ君とオラオラ先生のやり取りをもう一度振り返ってみましょう。シワシワ君の主張するところをまとめると，「外科医の術式を評価するアウトカムは外科医自身が決定してきた，それは臨床試験のようにきちんとしたデータになっていなくても経験則として蓄積し伝承され，外科医が主観的によいと思う術式が生き残り，よくないものは淘汰されてきた。そういう歴史に基づいて外科手術は飛躍的に進歩してきたのであって，たとえば50年前と比べれば現代の手術は非常に安全で，確実に行われるようになった」ということでした。

　一方でオラオラ先生の見解は，「これまでは外科医の好みによって術式が選択されてきた，それは個々の外科医局の作り上げてきた"流派"のようなものの中で外科医にとって親しみのある評価しやすい方法で選別されてきたものである。たとえば同じような病態の患者に対して"流派"が違うと全く異なる術式が行われることもある。これは患者にとっては理解しにくいことだろう。今後，臨床研究によって"他流試合"のような流派を超えた術式比較が行われるとしたら，PCOを意識してデータを出すことで患者自身も治療方針の決定に関与しやすくなる」ということです。

　これが手術手技でなければ，話はそれほど複雑ではありません。薬剤の選択，ということであれば，その効果と副作用の内容をくわしく説明することでふつうの理解力をもつ患者であれば十分に自分で治療法を選択することができます。しかし術式の選択となるとあまりにも内容が患者にとってブラックボックスというか，技術的な機微とでもいうような説明しにくい要素が大きいため，十分に理解を得るのは困難です。こういった手術術式を選択する際に，本当にPROのような患者から得られる主観的データ

に基づく意思決定というのが可能なのでしょうか。

　すこし話が戻りますが，そもそもEBM (evidence based medicine) とは，医療行為の科学的根拠を追求する考え方と置き換えてもよいでしょう。その第一のステップとして既存の臨床研究をPECOやPICOに整理してみることが大切で，「何がわかっていて」「何がわかっていないのか」が明らかになります。前作では，Pの設計によって研究の外的妥当性（研究結果がほかの対象者に対しても等しく当てはまるかどうか）を評価し，交絡やバイアスを吟味することで，内的妥当性（EまたはIとCのOが適切に測定され，比較できているか）ということに力点を置いて考えてきました。20世紀末にDavid Sackett (1934-2015) が生物統計学と臨床疫学を学問的基盤とするEBMの概念を確立し臨床医に大きなインパクトを与えましたが，これは主に臨床研究の内的妥当性に関する議論が主体だったと言えます。つまり**臨床研究の内的妥当性を高めることこそが科学的根拠を追求することである**と考えられてきました。科学的根拠を立証するためにさまざまな研究手法や統計解析法が生み出され，医療行為とヒトの健康に関する因果関係をより確からしいものにする努力をしてきたと言えます。この経緯において，E (I) とCの比較をするために最善の方法が二重盲検，ランダム化，プラセボ対照試験であったわけです。これらの叡智によって（実施できる環境がかなり限定的ではあるものの）内的妥当性を高めることに成功しました。EBMという概念の普及は，権威者の経験に基づく意見や政治力の強い製薬企業におもねった意見を抑制し，なるべく根拠のない医療行為が差し控えられる方向に働きました。中には，EBMという言葉をはき違えて，医療行為をすべてマニュアル化しようとしたり，エビデンス（質の高い臨床研究）が存在しないことと，その医療行為が有効でないことを混同する医師も出現し，医療現場に混乱を招く場合もありますが，それでも臨床医が自分の経験，思い込み，そして忖度に基づく医療に突っ走らないためにも，EBMは非常に重要な考え方として受け入れられたのです。

　このEBMの時代には内的妥当性を高めるためにも，アウトカム指標は臨床医の目線での価値評価に焦点が当てられていたわけですが，その後「外的妥当性」「費用対効果」「選好（価値）」というような概念が派生し，議論が多様化していきます。

すなわち従来術式Ａと新規術式Ｂを比較した結果，術式Ｂが優れていることが判明した。その比較における内的妥当性については問題ないとするならば，それは科学的にＢが優れているという"エビデンスが確立した"と言えます。すると，次に以下のような疑問が生じます：

1. その結果はどの患者（どの術者）にも当てはまるのか（外的妥当性）
2. その結果はコストに見合うものなのか（費用対効果）
3. 患者はその治療を受けたいと思うか，外科医はその手術をしたいと思うか（選好・価値）

外的妥当性に関しては，論文を発信する医者が所属する施設のデータではアウトカムが過大評価されている可能性があるということで，最近は大規模な登録システム（DPCやNCDなど）を用いた"いわゆるレジストリ研究"によって評価しようとする方向性があります。ただし，外科手術を評価する臨床研究の場合，複雑なのは患者のみならず術者の影響が大きいため，外的妥当性を議論する際に外科医の技量も考慮する必要があるという点です。「外科医の技量」や「手術の出来栄え」を評価するには一体どうしたらよいでしょうか。この点に関しては第3章でくわしく見ていくことにします。また費用対効果に関しても外科系の学会でも盛んに増分費用対効果などのレクチャーが行われるようになりました。最近流行りのトピックスなので第4章で解説しています。

　さて問題は最後に挙げた「選好・価値」です。患者がその治療を受けたいと思うかどうか，を評価するためには患者自身に直接聞いてみることになります。しかし，多くの手術というのは一度やってしまえば取り返しがつかないことが多く，やってみて嫌だったら元に戻す，というわけにはいきません。ですから，患者に聞いてみると言っても，「治療を受けてよかったと思うか？」という質問はあまり意味を成しません。そこで複数の患者にQOL質問票などを用いて術式別にスコアを比較するなどの方法が取られますが，実際にやってみるとこのような分析には数多くの障壁が待ち受けています（第4章を参照）。

　一方で，「外科医にとってやりたい治療かどうか」という点は比較的簡単に評価できます。1人の外科医が同じ手術を複数回，反復して経験する

6　選好・価値による意思決定とアウトカムリサーチ　│　63

ことができるからです。そのため外科領域で術式を比較するような臨床研究ではどうしても外科医にとっての興味でアウトカムが設計され，評価されているというのが現状です。外科におけるアウトカムリサーチの目標の1つは，これまで外科医目線の価値基準でアウトカムが決定され，その効果や安全性が評価されていた外科手術が，患者の選好や患者目線の価値によっても再評価できるようなアウトカムを創出することにあると言えるかもしれません。そしてそのようなアウトカムが患者と外科医の意思決定に役立つ臨床研究を可能にすることでしょう。

column 3 外的妥当性について

どうしてもロボット手術の手術成績となると，最先端の医療機器を扱う病院や外科医が発信するデータということになり，いわゆる選択バイアスがあるといわざるを得ません。この点を解消するために，最近では国や地域で行われた治療の"全数"を解析する，ということが注目されています。ある地域の全数を集めるような研究をpopulation-based studyと言い，中でも特にデータの数が極端に多い（通常は数万件以上）ものをビッグデータ分析などと言い，注目されています。少数の有志がグループを作って行う臨床試験とは異なり，患者の全体像を把握しなければならないので個人の力で実施できる研究スタイルではありません。行政や全国規模の学会などの大きな組織が登録システムを構築し，発生した全患者（実施された手術全数）をもれなく登録させなければならず，強いガバナンスが必要となります。このように一定の地域の患者（または治療行為）をもれなく拾い集めて調査することを「悉皆（しっかい）調査」と呼びます。より母集団に近い症例が登録されていれば「データの悉皆性が高い」などと表現します。臨床試験と異なり，必ずしも特定の研究仮説があらかじめプロトコール上に設計されていないことも多いのでコホート研究というより「レジストリ研究」と呼ばれますがその境界はあいまいなこともあります。

では，どの程度の悉皆性があれば外的妥当性が担保されたと言えるでしょうか。わが国の外科専門医領域（心臓・呼吸器・消化器・乳腺・小児外科）を中心に行われているNCDでは，わが国で行われた95％以上の手術がカバーさ

64 第1章 アウトカムリサーチとは

れていると推定されています。NCDのもともとのモデルとなっている米国の
NSQIP (National Surgical Quality Improvement Program) というシステ
ムでは，60％程度がカバーされていると考えられています。また，2003年か
ら導入されたDPC制度から得られるデータは，入院患者に限定されますが，参
加施設も徐々に拡大し現在ではわが国全体の60％近い症例が登録されているよ
うです。外来患者に関しては，保険診療で行われている限りはレセプトデータ
が高い悉皆性を誇っています。このくらいの規模のデータベースを利用すれば，
"National" と冠するにふさわしいレジストリ研究と言えるのかもしれません。
また米国国立がん研究所 (NCI) が主導するSurveillance, Epidemiology, and
End Results (SEER) Programは非常に有名で，多くの研究が発信されていま
すが，調査地域が限定的なので米国全体の28％程度の症例が登録されるにとど
まっています。それでも1973年からの膨大な患者数が登録されており論文上で
もNational databaseという表現がみられます。一概に何％のカバーが必要と
いう決まりはなさそうですが，今後はこのようなレジストリ研究によって外的妥
当性を評価していくことになるでしょう。

　ちなみに，本当に全数を集めることができた場合には，そのデータセットに
おいて統計学的検定は意味を成しません。統計学はサンプル抽出された標本から
母集団の真値を推定するためにありますが，全数がわかっていれば真値を直接求
めることができるからです。

■本章のまとめ

　臨床研究は野球のペナントレースと同じように，最初にどのエンドポイ
ントで優劣を比較するかを決めておかないと研究の価値が低くなってしま
います。エンドポイントの定義は研究者が自分の興味に沿って自由に決め
ていいのですが，差が出そうな変数を選ぶのではなく，患者にとって何が
大事かというPCOという考え方があります。内的妥当性を高めることに
主眼を置いた古典的EBMから一歩進んで，患者の選考や価値を重視する
臨床研究の流れがあります。その中で，アウトカムそのものを研究するア
ウトカムリサーチは今後ますます重要になるでしょう。

本章のまとめ | 65

第1章 のまとめ

- 臨床研究におけるアウトカムの設計は"何をもって手術を成功とするか"を考えることである。
- アウトカムの真贋当てクイズを繰り返すことで患者目線のアウトカムが見えてくる。それがpatient centered outcome（PCO）である。
- よい尺度が見つからなければ自分で作ることも検討する（尺度開発研究）。
- アウトカムが連続変数なのか，間隔変数なのか順序変数なのか，によって取り扱いが異なる。
- 使用した尺度は測定したいものが測定できているか，そして尺度の間隔が等間隔であるかを意識する。

手術を評価するPRO尺度の開発

オラオラ先生：やあシワシワ君。ちょっと頼みがあるんだ。うちの外科に入院した患者さんを対象に「病室の設備・アメニティに関する満足度調査」をしたいと思っているんだ。簡単でいいから，患者さんに配るアンケートを作ってくれないか？

シワシワ君：はい。わかりました。明日までに作ってみます。

—翌日—

こんな感じでどうでしょう。

患者さんアンケート
1. あなたの性別は？（男性・女性）
2. あなたの年齢は？＿＿＿歳
3. あなたの病気は？＿＿＿＿
4. 入院は何日目ですか？＿＿＿日
5. 部屋の種類は？
　　　個室・大部屋
6. 病室の清潔さはいかがですか？
　　　悪い　ふつう　良い
7. 病室の広さはいかがですか？
　　　狭い　ふつう　広い
8. 入院生活に満足度していますか？
　　　不満　ふつう　満足
9. 何かご意見があれば記入してください

うーん……（すこし考え込むオラオラ先生）……。
ちょっと話題を変えるけどシワシワ君，先週末の合コンはどうだった？

うっ，なぜそれをご存じなんですか！？

そんなのは君の浮わついた態度を見ていればすぐにわかるのさ。で，その合コンのアウトカムについて聞きたいんだが……。たとえば，女子が男子に話しかける回数，会話時間，目線の合う回数，メール・SNSなど連絡先交換の件数を複合エンドポイントとして評価すると，シワシワ君のアウトカムはどうだったのかな？

まあいつものことですけど，同僚のピカピカ君と比べて有意にモテませんでしたよ（怒）。検定をするまでもないくらいに……。ピカピカ君はイケメンだし，話も面白いし，まあしょうがないですよ，フン。

まあこれは予想だが，それだけが原因じゃなさそうだよ。シワシワ君は初対面の女性との会話が続かなくて困ることが多いだろう。

え！　なんでそんなことがわかるんですか？

シワシワ君の作ったアンケートを見れば一目瞭然さ。たぶん初対面の相手にいきなり「君，どこ住んでんの？」とか聞いてるんじゃないかい？

う，たしかに，隣の人にいきなり「今日はどこから来たの？」って聞いちゃいました。しかもそのあと，社会人何年目？とか聞いちゃいました……。

あかんなー。いきなり女性に住んでるところや年齢を類推できるようなことを聞くってのはデリカシーがないじゃないか，まったく。そんなことじゃ警戒されて会話は続くわけないよ。あ，ちょうどピカピカ君がいる，ちょっと彼に聞いてみようか。おーいピカピカ君。

ピカピカ君：はい，なんでしょう。

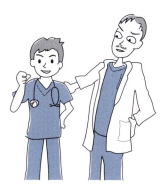
ピカピカ君　オラオラ先生

シワシワ君にちょっと合コンの話術について基礎的なところを指南してやってくれよ。

そんな結構ですよ。興味ないし……。

いいや，君はぜひ聞くべきだ。実はこれは臨床研究におけるソフトアウトカムの調査についてとても大事なことなんだ。ピカピカ君，前回の合コンでのシワシワ君の会話について反省点を教えてよ。

はい，そうですね。まずシワシワ君のように相手の個人情報を聞き出すような入り方は最悪ですね。相手がどんな人かもわからないので，まずは自分や参加している同僚がどんな人たちか雰囲気

を知ってもらうことが大切ですよ．たしかに相手の出身地や年齢，仕事内容とか家族構成なんかは今後のつきあいを考えたら大事な情報かも知れないけど，それを最初から聞こうとしたら大抵は相手に不快な思いをさせたり，警戒心を抱かせたりするからうまくいかないですね．

そういうことだ，シワシワ君．君の作ったアンケートはまさにそれだ．いきなり年齢とか疾患名とか，患者さんが答えたくないことから聞いてしまっているね．今回のアンケートは病室の快適さを調査して，問題があれば病院として改善策を講ずることが大きな目的なんだから，まず"調査の目的"をきちんと記載することが必要だ．なんの説明もなく，「ただ答えろ」では相手も協力する気がなくなるだろう？　そして，入院日数なんて病棟の管理日誌を調べればわかることなんだから，そもそも患者さん自身に聞く必要はないだろう．余計な質問が多いと本当に聞くべき質問に割く時間が減ってしまうから，できる限り質問項目は少なく，そして内容が答えやすいように質問文をより具体的に作るべきなんだよ．

はあ……たしかにおっしゃるとおりですね．しかし，アンケートを作っただけで合コンのことまで指導されるとは……．

1　PROを用いた外科手術評価

　第1章では，体重とか血液検査のようにデータが客観的な数値として得られるものをハードアウトカムと呼び，痛み，吐き気，QOLなどのように患者の主観によるもので数値化しにくい変数をソフトアウトカムと呼びました．ソフトアウトカムのほとんどは患者の身体症状や負担感など"患者自身が訴えなければわからない"主観的なデータであり，それをpatient reported outcome（PRO：患者報告型アウトカム）と言います．

PROは心理尺度を用いて数値化することで臨床研究のアウトカムとして利用可能になりますが，このようなソフトアウトカムはハードアウトカムとは異なるいくつかの弱点があります。**第一に，データの欠測が多くなりがち**です。患者に質問紙を配って回収するという作業は，血液検査など他の検査オーダーと異なり**診療報酬が発生しません**。そのため，スタッフや主治医のボランティアによって実施せざるを得ないのが現状です。どうしてもアンケートを渡し忘れたり，回収し忘れたりということが起こります。また，ちゃんと渡しても患者が答え忘れたりすることもあります。経験上，20問以上の質問票を患者さんに渡して郵送などで返却してもらうと，1割の方で1つ以上の回答付け忘れが発生します。ページ数が多くなると，裏面に気がつかなかったり，ページがうまくめくれなくて1ページ分を丸々飛ばしてしまうリスクも高くなります。

　第二に，**その欠測がランダムにならないことが多い**という問題もあります。つまり調査に参加しない患者群には一定の傾向が存在する可能性があり，そのために結果がゆがめられるということが考えられます。よくあるパターンとして，体調の悪い患者やフォローアップの受診をしていない患者ほど欠測値が多くなる傾向があり，調査結果が過小評価されるおそれがあります。さらに，質問の内容的に答えにくい項目は欠測が多くなります。私が実際に参加した直腸癌術後のQOL調査（第4章でくわしく述べます→p.221）ではEORTC QLQのモジュールであるCR29という尺度を用いましたが，性機能に関する質問項目はほかの項目と比べて如実に回答数が少なくなりました。

　具体的にはCR29には**図2-1**の質問項目が含まれています。

　そして，それぞれの質問に対する回答結果は**表2-1**のようになりました。回答数が男女で大きな差があるのがわかりますでしょうか。特にQ59に関しては女性の67.5％が未回答になっています。

　そのほかにも，数値のばらつき（標準偏差）が大きい，天井効果・床効果（第1章p.41参照）が生じやすい，結果の再現性が乏しい，臨床的な意義がわかりにくいなどの問題点を指摘されることもあります。

　ソフトアウトカムは，苦労してデータを収集したわりに解釈が難しく，"しっくりこない"と感じる臨床医が多いようです。たしかに私の個人的

この四週間について：		まったく ない	少し ある	多い	とても 多い
男性のみの設問：					
56. どのくらい性的行為に関心が向きましたか？		1	2	3	4
57. 勃起やその維持が困難でしたか？		1	2	3	4
女性のみの設問：					
58. どのくらい性的行為に関心が向きましたか？		1	2	3	4
59. 性交時に痛みや不快感がありましたか？		1	2	3	4

図2-1　CR29の質問項目

表2-1　図2-1に対する回答

	男性への質問		女性への質問	
	Q.56	Q.57	Q.58	Q.59
1	50	56	69	29
2	61	47	7	3
3	22	21	0	2
4	2	26	0	3
欠測	9	14	38	77
母数	164	164	114	114
欠測の割合	5.5	8.5	33.3	67.5

経験でも，患者への質問票で得られたデータはばらつきが大きい（サンプル数が少ない）ために解析が臨床的にも統計学的にも脆弱だと思ったことが何度もあり，ほかの論文を読む際にも解釈に注意する必要があると思っています。こういった弱点を理解しつつも，なんとかソフトアウトカムを利用しようとする研究者がいる一方で，ソフトアウトカムなどというものはデータとして信用できないと切り捨ててしまい，できるだけプライマリアウトカムはハードなものにすべきだと考えている研究者もいます。

　ソフトアウトカムとハードアウトカムのどちらを好むかは，**主に研究者の性格や好みの問題**ではないかと思います。特に基礎医学系の研究者にとっては，ソフトアウトカムなど「主観的でうさんくさい価値のないデー

タ」に見えるかもしれませんし，疫学系または社会学系の研究者から見れば，ハードアウトカムは「人間社会の幸福につながらないファンタジーの世界」に見えることもあるようです．スポーツにたとえるなら，**客観的かつ精密な測定結果を競い合う100 m 短距離走を好む人と，主観的・芸術的な評価を重視するフィギュアスケートを好む人がいる**ように，好みや性格の違いが臨床研究のアウトカム選びにも影響しているのだと思います（図2-2）。

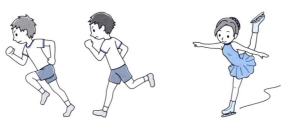

図2-2　100 m走とフィギュアスケート

しかし，医療において，古典的EBMによる治療選択から一歩進んで"患者の選好や価値"による意思決定といった視点が派生してきているように（第1章p.61参照），手術手技に関してもPROを交えて評価するという考え方は必須になってくるでしょう．PROの測定や比較に関しては前述のように課題は多く，外科医にとっては「手術のことを患者に聞いたってわかるわけないよ」「そんなあやふやな，いい加減なデータに振り回されて自分の手技を変えたくないよ」と思うのは当然のことだと思います．まだまだ外科領域の臨床研究では使用実績が浅いので評価されにくいのですが，PROを副次的なエンドポイントに設定している臨床研究はここ数年で急激に増加しており，（なかには"論文が通りやすくなるから，興味はないけどしょうがなくQOL調査もやっています"というスタンスの人もいますが）その重要性が認識されつつあります．今後，主要なエンドポイントとして利用する研究も増えてくることでしょう．現時点でソフトアウトカムの使用を完全に捨ててしまうのではなく，臨床研究の将来的ビジョンをもって，より適切にPROが利用できるような方法を各外科領域で議論をし，大事に育てていくべきアウトカムと言えるかもしれません．

PROをエンドポイントにしている臨床研究論文は実際に自分でPROを利用した経験がないと読んでいてつまらなく感じるかも知れません。こういうものは"百聞は一見に如かず"で，一度実際にPROのデータを取って分析をしてみると，それまでのハードアウトカムでは見えてこなかった知見が得られることもあり，他者の論文の読み方も変わってきます。本章では，PROデータを扱ったことのない外科医の方にも，その研究や解析の実際がすこしでもお伝えできればと考えています。これまで外科領域の臨床研究ではどのようにPROを評価してきたのか，また尺度にはどのような種類があるのか，尺度をどう評価し，どのように利用すればよいのか，について掘り下げて考えてみたいと思います。

PROを用いる研究がなぜ難しいか

手術を評価するアウトカムとしてPROを用いるというのは，データの解析が脆弱であるというだけでなく，研究実施のうえでも大変労力を要します。外科診療においては臨床研究で必要なデータの多くは業務上自動的に取られているものが多いです。たとえば，術前の一般的な血液検査や心電図，呼吸機能などのデータはルーチンに実施されデータが記録されています。しかし一方で，アンケート調査となるとコストが発生しないため，医療者がボランティアで実施し，患者もボランティアで回答し，その質問紙を回収したりデータ入力したりする手間がすべて手弁当になってしまいます。忙しい臨床業務の合間に医師が行うとなると，質問紙の渡し忘れや紛失などもしばしばありえます。

このような問題点は外来クラークやナースに協力者を作り，ある程度は改善できる場合もありますが，最終的に患者側の協力が得られにくいこともあります。たとえば術前の血液検査やX線撮影を拒否する患者はめったにいませんが，アンケート調査となると必要性を感じにくくあまり熱心に回答してくれない人はいます。また調査をより厳密に行うために，調査票を主治医に見せないということを説明したり，回答の回収方法を理解してもらったりということにも意外に時間がかかります。このようにPROのデータを収集するのは大きな手間がかかるため，実施するためにはそれ

74 | 第2章 手術を評価するPRO尺度の開発

なりの予算とマンパワーを確保することが重要になります。

解決策は結局マンパワーの確保ということになり，「そんなの無理」という状況が多いのもたしかですが，やはり医師だけでは配布・回収は困難です。郵送費はそれほどコストがかかりませんので，配布も回収も郵送にするという手もありますが，研究内容を説明する場が必要で，外来で同意を得て，あとから郵送するというのが現実的でしょう。アンケート調査なんて研修医や事務でも使って適当にできるだろうと安易な気持ちで始めてしまうと，みんなのモチベーションが下がっていき，途中でなんとなくうやむやになって終わるということになりかねません。せっかく協力してくれた患者さんの生のデータが医局の隅でほこりをかぶって放置されているという現場を見たことがあるのはおそらく私だけではないでしょう。これはすべての臨床研究に言えることですが，研究の全体像や終了までの目途について，手伝ってくれるコメディカルや後輩にわかりやすく周知しておくことが大切です。そして謝礼もしっかり予算として確保し，**協力者のモチベーションを下げないように研究を続けていくことが成功への秘訣である**ことは言うまでもありません。

主観的情報は誰が評価すべきか①

　Patient reported outcome (PRO) は患者が評価するアウトカムですが，症状やQOLなどの主観的なデータはすべてPROとして収集すべきでしょうか。たとえば，下痢という症状を評価する場合に，「1日の下痢の回数は何回ですか」と聴取しデータ化することと，「下痢の程度はいかがですか？」と質問し5段階のリッカート形式で回答してもらうことに，どのような違いがあるでしょうか。前者は必ずしも患者本人から聴取しなくてもよく観察することによってある程度は得ることができる情報ですが，後者は本人に聴かなければわかりません。同じく，発熱は温度計によって定量化できますし，食欲なども摂取した食事の量などである程度類推できます。体力低下なども，階段が昇降できるか，歩行速度などによって数値化することが可能です。一方で，胸やけ，胃もたれ，倦怠感などのように観察によって評価することが難しく，患者に聴かなければわからない症状

もあります。このような定量化不能な症状については質問票によって患者から聴取せざるを得ませんが，定量化できる症状についても，はたしてPROとして聴取すべきでしょうか。これはなかなか悩ましい問題です。身体的能力(体力)や消化器症状のようなわかりやすい症状については，観察者による評価と患者の評価はそれほど大きな差が生じにくいので，どちらで聴取してもよいと思います。ただし，症状が重くなると(症状スコアが高い場合)どうしても観察者の評価は患者本人による評価よりも過小評価してしまいがちになるので注意が必要です。一方で，患者の訴えと医師の評価に差が出やすい症状として"しびれ""痛み""疲労感"などが報告されています。

最近は，"症状"に関してはPROとして聴取したほうがデータとしては貴重であると考える人が多いようです。たとえば，抗がん剤の有害事象はCTCAE (Common Terminology Criteria for Adverse Events)という有名な評価基準によって記述されることが多いですが，この尺度は血液検査なども含めて詳細の項目設定がなされており，全部で790もの評価項目があります。そのうちの約10％が患者の自己評価が可能な症状項目です。症状項目も従来は医療者が評価していましたがPROによって評価したほうがよいという流れになっており，PRO-CTCAEという尺度が開発され，その妥当性も検証されました(Dueck AC, et al：JAMA Oncol 1：1051-1059, 2015)。ただし，80もの評価項目があり，繰り返し抗がん剤治療を受ける患者さんが受診のたびに回答するにはちょっと大変で，なるべく答えやすいように質問票のデザインを工夫する必要がありそうです。

2　PROを用いて手術の評価ができるか

やっぱり腹腔鏡手術は傷が小さくて痛みも少ないからいいですよねー！

ほう。ではそれをどういうアウトカムで評価するのかな？

まあ，単純に傷の長さを測るのと，術後の鎮痛薬の使用回数を調べればいいと思います。

ハードアウトカムを使う場合はそんな感じだな。ではソフトアウトカム，つまりPROを使うとどうなるかな？

えーと，そうか！ 患者さんに自分の傷の大きさを測ってもらえばいいんですね！

おいっ，そういうふざけたこと言ってると，二度と腹腔鏡手術やらせないぞ。

あ，そーいうのパワハラっていうんですよね。いや，すみません，冗談です。PROという観点からは，患者さんに創部についてのアンケートをとって評価すればいいんだと思います。
そうですね，たとえば，

> 「おなかの傷が気になりますか？」（気になる・どちらでもない・気にならない）
> 「おなかの傷が痛みますか？」（とても痛い・すこし痛い・痛くない）

というアンケートを取るのはどうでしょうか。

うむ，そういうことだ。傷の大きさが何cmだろうと患者さんが気にしなければ別にそれは問題にならないし，痛み止めを使っていなくても実際に患者さんが強い痛みを感じていれば大きな問題だ。

傷が大きいか，小さいかを外科医が決めるのではなくて，個々の患者さんそれぞれが傷についてどう思っているかを調べるっていうことですね。たしかに傷の大きさにこだわって1cmでも小さな傷でやろうというのは外科医の自己満足かもしれません……。

10 cmの術創に対して，「もっと小さいほうがいい」と思う人がいれば「思っていたより目立たなくてよかった」と感じる人もいると思います。

もちろん，1 cmでも傷が小さいほうがよいのだろうけど，そのせいで手術の時間が長くなったり，手術の出来が悪くなるようなことがあると困るよね。つまり術創の長さというのは真のエンドポイントではないということなんだ。

そうすると，たとえば胃癌の手術について，術式別に体重減少の程度を比較するような報告を学会でよく見かけますけど，ああいうのはどうなんですか？

それもいい例だと思う。体重減少が実際に患者さんにどのくらいの影響を与えているのかを知るためには，"直接患者に聞いてみる"しかないと思う。つまり，同じ10％の体重減少であっても，人によっては「体力が落ちてしまってとてもつらい」と答えるかもしれないし，あるいは「それほど気にならない」「むしろやせたいと思っていたのでこれくらいでよい」という人もいるだろうからね。

でも，例の患者さんへのアメニティを調べるアンケートを作っていて思ったんですけど，こういうアンケート調査って質問の仕方とか，回答欄の形式とか用紙の構成とかによって答えが変わってきたりしませんかね。たとえば，こんな感じで……。

> 「おなかの痛みがありますか？」（ない・すこし・中くらい・かなり・がまんできないくらい）
> 「傷が痛むことがありますか？」（ない・たまに・しばしば・いつも）

いいところに気がついたね。聞き方によってある程度回答の仕方も変わってくることがあるよ。"おなかの痛み"と聞くか"傷の痛み"と聞くかでも，よく考えて答える人は区別して答えるかもしれないし，あまり深く考えずに答える患者さんもいるだろう。自分が知りたいのは，傷そのものの痛みだけなのか，それとも内臓痛も含むようなおなか全体のものを知りたいのか。もしくはそれらを区別して，2つの質問にしてもよいかもしれない。

なるほど，痛みの種類も分けて聞くんですね。たしかに，そうすれば鎮痛薬の数とかを比較するよりずっと面白い臨床研究になりそうですね。

回答する形式も2種類挙げてくれたけど，"ない・すこし・中くらい・かなり・がまんできないくらい"というのは痛みの程度を聞いているんだよね。そして"ない・たまに・しばしば・いつも"というのは痛みの頻度を聞いているわけだ。

どちらがいいんでしょうか。

これも研究者が自由に決めていいと思うけど，経験上は痛みに関しては「程度」を聞いたほうがいい。手術後の痛みのように持続するものは程度を聞いたほうが答えやすいし，結果もばらけて解析しやすいと思うぞ。こういうのは経験がものをいう。実際にいろいろアンケートを作ってやってみるのが一番だよ。

ほー。PROって奥が深いんですねぇ……。

PRO尺度の信頼性・妥当性

　PROを測定するためにアンケート（心理尺度または単に尺度と言うこともある）を使用するわけですが，この心理尺度が検査機器の役割を担って

いるわけです。最近，"働き方改革"なる国会審議でも問題になりました
が，**アンケートは設問の作り方によって調査者の都合のよい結果を誘導する
ことが可能**なので，調査者が恣意的に聞きたいことを都合よく書かせる
ような「自作アンケート」でデータを収集するということでは学術研究と
して認められません。その尺度の「信頼性」と「妥当性」を，計量心理学的
な観点から検証する作業が必要で，それが証明されて初めて研究のアウト
カムとして認められます。

　では信頼のおけるPRO測定の尺度をどのように見極めればよいでしょ
うか。その点に関して，最も有名なのは米国のFDA（Food and Drug Ad-
ministration；食品医薬品庁）のPRO Guidanceです。これは2009年12月
に発行された指針で，ウェブ上でも自由に閲覧することが可能ですので一
度検索してみるとよいでしょう。これは，アウトカムとしてのPRO評価
の重要性が無視できなくなったFDAが医薬品・医療機器の承認申請の審
査においてPROをプライマリエンドポイントとした治験結果の提出を認
めていることが明記されているのですが，その際に用いるべきPRO評価
尺度の基準を示した指針です。このPRO Guidanceをもって，ついに米国
でもソフトアウトカムをプライマリエンドポイントとする臨床研究が市民
権を得たという解釈をする研究者もいますが，逆に尺度の信頼性・妥当性
の評価を厳しく規定することで，PROの利用範囲を極端に限定するため
の指針であると解釈する研究者もいます。

　ともあれ，この指針によれば**PRO測定のための尺度は，使用する患者，
研究デザイン，尺度が測定する概念とその測定特性を評価したうえで臨床
試験に利用されなければならない**といったことが記載されています。この
説明ではなかなかスッと頭の中に入ってこないかもしれませんが，よく
PRO Guidanceを吟味すると実に的確にPRO尺度の利用について説明して
いて勉強になります。そこで，PROを測定する尺度がどのように作成さ
れ，その尺度自体を評価するのかということについてもうすこしわかりや
すく説明していきたいと思います。

80　**第2章**　手術を評価する PRO 尺度の開発

3 尺度開発研究とは

なぜ尺度開発か

　私が尺度開発研究をしようと思ったきっかけは，臨床研究の基礎を学んだ際に，自分の解決したい疑問をPECOにするという第一歩を，さっそく実行に移そうとした矢先のことでした。いろいろなRQに応じてせっせとPECOを作成してみたところ，"P"，"E"，"C"はなんとか設計できたのですが，いつも行き詰まってしまうのが"O"でした。漠然としたOは決められるのですが，ではそれをどうやって測定するかというところで，いつも行き詰まってしまうのです。

　前述したとおり，そもそも私が消化器外科医を志した動機は，研修医のときに食事摂取の重要性に気づかされたからでした。食事をおいしく食べることが人間の健康や生活にとって重要だと思う場面がたくさんあったことから，特に上部消化管の外科手術に興味をもつようになったのです。そのため，私の考えつくRQは，手術の術式が術後の食生活の質や消化器の症状に与える影響について検討するようなことばかりでした。

　上部消化管の手術には，癌の切除後に実にいろいろな再建方法があり，国家試験レベルでもBillroth I法やRoux-en-Y法など有名な用語がたくさん出てくることは，専門外の方でもご存知だと思います（**図2-3**）。ところが文献を調べてみると，Billroth I法とRoux-en-Y法ではどちらが術後の食生活に有利であるか，といった**「誰もが考えるであろう疑問」に明確に答えた臨床研究がほとんどないということに気がつきました。**

　また，幽門を温存する幽門保存胃切除術や全摘を避けて上部のみを切除する噴門側胃切除術など，いわゆる"機能温存手術"と言われる術式も，実際に「どの程度の機能が温存されているのか」という疑問に答えている研究がほとんどないことに気がつきました。

　もちろん，先人の外科医が書いた術式評価に関する論文はいくつかありましたが，なぜ私が既存研究の内容に満足できなかったのかと言えば，それはアウトカムの設定が私の臨床疑問（CQ）とすこし離れているように感じたからです。

3　尺度開発研究とは　**81**

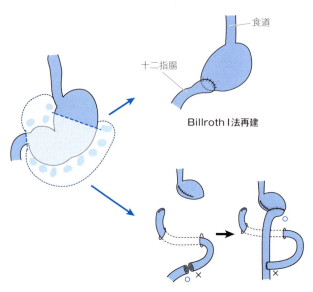

図2-3 幽門側胃切除術の再建方法

P：根治切除可能な上部胃癌の患者
E：噴門側切除術
C：全摘術
O：術後のアルブミン値，1年後の体重減少割合，QOL……

　たとえば，このようなPECOを作成したとします。私の知りたいことは食生活の充実度のようなものだったのですが，既存研究を見てみると設定しているアウトカムは血清のアルブミン値や体重変化などしかなく，必ずしも"食生活の質"のようなものを反映しているとは限りません。また，QOLを評価している研究もありましたが，たとえばQOL尺度として最も有名なSF-36では食事に関する質問項目が1つもなく，EORTC QLQ-C30という尺度でも食事に関する質問は1～2個しかないということがわかりました。そのほかに，内視鏡検査で逆流性食道炎を評価して比較する研究もありましたが，どうも臨床的にしっくりこないように感じました。な

ぜ，しっくりこないかということを突き詰めて考えていくと，そもそも胃切除後症候群，胃術後障害，機能障害など，胃癌術後の患者に起こる特有の医学的問題についてはいろいろな言葉が用いられているものの，その概念や定義が明確でなく，それぞれの外科医が考えている術後障害という概念が実はまちまちである，ということが問題だということに気がつきました。

　手術の方法についての優劣を論じる前に，まずは術式を評価するアウトカムをしっかりと確立しておかないと何も進まないのではないかと考え，胃や食道の手術を評価する尺度の開発を行うこととしたのです。

そもそも胃の機能障害とは何か

　病態生理から考えると，胃切除術を受けた患者は胃の機能をある程度失ってしまいます。そこで，**胃の切除範囲や再建法を変えることで，その機能障害が改善できるかどうか**ということが外科医の興味です。つまり外科医が第一に評価すべきは，「胃の機能喪失の程度」であろうと思います。では，まず胃の機能とは何でしょうか。大きく4つの機能があります：

胃の機能

＊食物の貯留・撹拌

＊胃液の分泌（食物の粥状化・殺菌）

＊消化・吸収の一部

＊ホルモン（グレリンなど）・内因子分泌など

　それぞれの機能を評価するために，いろいろな臨床検査があります。たとえば食物の貯留能を評価するためには造影検査を行いますし，胃液の分泌とその逆流などを評価するには食道の内圧測定やpHモニターを用います。消化や吸収能については外分泌機能検査，便中の脂肪測定，^{13}C呼気試験，RI胃排出検査などがあります。ホルモンに関しては直接血中濃度を測定することが考えられます。

　これらは直接的に胃の機能を測定する検査ですが，ここで，アウトカム

3　尺度開発研究とは

の真贋クイズを行ってみると，**これらの検査結果というのは実は「真のエンドポイント」にならない**ということにお気づきになったと思います．実際に造影検査を行って，造影剤の流れ方や停滞の具合を観察したとしても，意外に患者さんの訴えと合わないなと感じることがあります．造影剤が停滞しているように見えても，食事にあまり不自由を感じていない人もいますし，逆に適度な胃の蠕動と造影剤の流れが観察できたとしても食後の胃のもたれが強いという人もいます．つまり，これらの機能検査はあくまでも代替エンドポイント（ですらないかもしれませんが）にすぎず，やはり患者の「自覚症状」やそれによって生じる「生活への支障」が真のエンドポイントになるのです（図 2-4）．

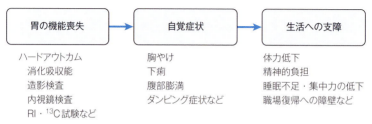

図 2-4　胃術後障害の全体像

　ここで言う生活への支障というのが QOL とほぼ同じことを意味しているわけですが，これはいわゆる包括的な QOL というより，「胃の機能喪失に関連して引き起こされる影響」を対象にしていることは明白です．ですから，人の生活の質には大変重要であるが，胃の機能喪失とはあまり関連がないだろうと思われる質問項目が多いと，胃切除の術式を評価する臨床研究としてはやや意義が薄れてしまいます．たとえば，前述の EORTC QLQ-C30 という質問紙には「物覚えが悪くなったと思いますか？」といった項目があります．胃を切ったことが遠因となって物覚えが悪くなるという可能性もゼロではないかもしれませんが，直接的にはあまり関連がなさそうです．また「睡眠に支障がありましたか？」という質問についても，もしかしたら，横になると腸液が口の中に逆流してきたりして，それが原因で睡眠が浅くなったという関連性も想定はされますが，そうであれば逆

流の症状と睡眠の関連を直接聴くほうがよいかもしれません。このように機能障害からQOLを想定していくと，"風が吹けば桶屋が儲かる"的推論になってしまい，自分が本当に知りたいことが何だったのか見失いがちになります。

　多くの外科医から術後患者のQOLを測定するためにどうしたらよいか，といった相談を受けることがありますが，第一の答えは「世の中にある質問紙をじっくり眺めてみましょう」ということです。QOL尺度には，SF-36，EORTC QLQ-C30，FACTなどさまざまな質問紙が存在します。これらの質問紙を自分の目で読んでみて，自分自身も試しに答えてみるとよいでしょう。**「あなたの考えるQOLというものが，本当にその質問でわかると思いますか？」**ということなのです。

　さてQOLは，前述のとおり手術との因果関係がすこし遠いところに位置していますので，測定や解析の難易度の高いアウトカムであると言えます。QOLについては多くの紙面を割く必要がありますので，第4章でまとめて議論することとし，ここではもうすこし手術との関連が近い「術後症状」について考えてみることにします。

上部消化管の術後症状を評価する尺度開発研究

　尺度開発研究は外科医にとってはなじみのない分野なので，教科書的な説明を羅列するよりも，具体的な研究を取り上げ，その研究課程を一緒に見ていただければと思います。今回取り上げてご紹介する研究は，私が大学院生時代から取り組みを始め，実に4年以上かかって論文化にこぎつけた「上部消化管の術後症状およびQOLを評価する尺度開発研究（略称：ES^4/EGQプロジェクト）」です。この研究は量的な部分だけでなく質的な部分も含んでおり，実際に研究を行っている間にも自分の考えが変化していくのを感じました。振り返ってみると大変貴重な経験を積むことができましたので，その紆余曲折も一緒に共有できればと思います。

3　尺度開発研究とは　85

測定したい概念を明確にする

　まず，一番大事な結論から述べます。尺度を開発するには，計量心理学的に信頼性と妥当性を検証しなければならないということはなんとなくご存じの外科医も多いと思います。しかし一番大切なことは「測定する概念をとことん追求すること」です。しばしば，信頼性と妥当性が証明された尺度なので研究に利用して大丈夫と盲目的に誤解し，たとえばEORTC（QLQ-C30）なら大丈夫，SF-36なら大丈夫と，あまり深く考えずに研究利用してしまうことがあります。しかし実はそれ以前にもっと大切なことがあります。それは，**「その尺度があなたのRQのアウトカムを測定できますか？」**という至極当たり前のことです。これも広い意味では妥当性（構成概念妥当性）の一種ですが，尺度を開発する立場に立って考えると，いったいこの尺度は「何を」測定しているのかを明確にしていく作業を丁寧に行うということの重要性を認識させられる場面が多かったです。これが尺度開発において簡単なようで難しい，至上命題なのです。なぜなら，心理尺度が測定する概念とは「実体がない」からです。ふだん外科医がなんとなく話している言葉の多くは，実体がなくモヤモヤしたものです。当初，私は胃癌や食道癌の術後患者のQOLを測定したい，と漠然と考えていました。しかし，あらためて考えてみると"術後のQOL"とはいったい何でしょうか。しばしば「胃切除後症候群」などという言葉を使う外科医もいますが，その概念は皆同じものを想起しているでしょうか。たとえば「ダンピング症候群」なる言葉は有名ですが，それが何かは明確に定義され，共有できているでしょうか（後述します→p.118）。

　以下は実際の患者さん（胃全摘術後4年経過時点）のインタビュー内容を録音させてもらい，文字起こししたものを一部抜粋しました。

「（手術後は）とにかく体重が増えないねぇ〜。昔は道を歩いていたら周りを追い越していたのに，いまは若い人に追い抜かれている，どうしようもないね。極端にやせてしまって服も全部買い替えたし，別人みたいだって驚かれる。

　やっぱり周りの人を一番困らせるのはおならですね。かなり臭いと思う。

---

86 | 第2章　手術を評価する PRO 尺度の開発

おならしたいなと思ったときはなるべく便所に行ってしないと，仕事場では迷惑になる。それからね，液体と気体と固体の区別がつきにくくなっている。意味わかります？ つまり，おならだと思って出しても，中身が出てしまうことがあるんだよね。そう，失禁することがある。まあ漏らしてもいいように下着は持ち歩いていますね。たぶん，そうしてる人は多いんじゃないかと思う」

＜中略＞

「こういうことは，医者はあまり興味がないんではないですか？ おならが臭いとかそういうことを医者に伝えても何もならない。外科医に期待してもしょうがないし，それより癌を切って治すことに専念してもらったほうがいいと思う。あとは患者が自己責任で頑張ってやってもらうということだと思うよ」

＜中略＞

「でもね，手術を受ける直前はほんとに死にたくないって思ったよ。まだ孫が小さかったし，もうすこし（孫を）見ていたいって思った。まだもうすこし生きていたいって思ったね。それまではタバコも吸うし不摂生して死ぬときは死ぬんだって言ってたけど。自分は一人で生きていないってことだよね。お金だって自分で払ったのは何割かしかないんだから。そんなこと当たり前だと思っていたかもしれないけど，本当に手術室入るんだって思ったらいろいろ考えてしまったな」

　このように面談の内容を文字に起こしてみると，患者さんのお話しの中にはたくさんの症状や生活への支障，QOLに関するキーワードが含まれていることに気づかされます。

　一番に最初に登場した「体重の減少（やせた）」「歩くのが遅くなった」というのは，実は第三者が観察することで数値として求めることができます。体重や歩行速度の具体的な数値として記録可能だからです。しかし，ここではPROという観点から，あえて患者の自覚症状として聴取することになります。**もしかしたら，実際に測定してみると歩く速度は変わっていないかもしれず，周りが速くなっただけなのかもしれないのです。**つま

3　尺度開発研究とは　｜　87

り実際の速度を測ることが重要なのではなく，患者がそのように感じた，という事実を測定することが重要なのです。

　この文脈では，患者さんの言わんとすることを一文で書くとすれば「体力が落ちたと感じた」などの表現になるでしょうか。そして，やせた結果として生じた生活の影響として，「人に追い抜かれた（悔しい気持ち，劣等感）」「服を買い替えた（金銭的負担）」「周囲に驚かれた（他人の目が気になる）」といったことになるでしょう（表2-2）。

表2-2　患者の訴えを整理する

検査結果	自覚症状	生活への支障
体重減少	体力低下 歩行速度の低下 おならが臭い 便失禁・切迫	劣等感・周囲の目 服の買い替え 職場での気遣い 下着の準備

　このように患者の訴えを分類したうえで，はたして外科医のRQはどのあたりのアウトカムをターゲットにしたいのかを考えてみましょう。

　＊胃切除の範囲を縮小することで，「術後の体力低下や消化器症状が軽減される」

ということを示したいのであれば，主に症状に特化した質問票を作成して回答してもらうことになりますし，

　＊胃切除の範囲を縮小することで（症状が軽減された結果），生活への影響が軽微に済んだ

ということまでを評価したいのであれば，具体的な生活への影響（QOL）を聞くような尺度を用いなければならないでしょう。ただし，手術の術式を評価するうえで，「術後は特に体力が落ちたと感じますか？」とか「便を漏らすことがありましたか？」という質問は術式間である程度の差が検出できそうに思いますが，「術後，服を買い替えましたか？」とか「下着の替えを持ち歩いていますか？」などの質問はすこし突飛な印象があります。そこで，「金銭的な負担が大きいですか？」または「外出時に不便を感じま

88 ┃ 第2章　手術を評価する PRO 尺度の開発

すか？」などとすこし汎用性の高い質問に変換する必要がありますが，今度は本来の患者さんの言葉から離れてしまう感じもあります。また，こういうことが本当に術式間で差が検出できるのかという疑問も生じます。胃全摘と幽門側切除のように比較的大きな術式差であれば何とか差が出てきそうにも思いますが，器械吻合と手縫い吻合でどうかとか，開腹と腹腔鏡でどうかと言われると，本当に術式が与える影響を分析できているのか，なかなか難しいかもしれません。

　さらにインタビュー内容を読み進めていくと，興味深いことにこの患者さんは**術後の生活面のことなどはあまり"医者に期待していない"**と言っています。自分の症状や負担感は他人に理解してもらえないし，医者も対策ができないものだと思っているわけです。これは症状そのものではなく，それに対する精神的な負担があるが，時間をかけて最終的に受容しかけているという状況のようです。また心理学的には，これを"受容"と取るか，"あきらめ"と取るかという問題もありそうです（"受容"には肯定的な意味合いが含まれているが，"あきらめ"は十分に受容できていない段階のことがある）。このようにすこし深い心理までを評価する質問項目を設計するかどうかは，その研究者が何を測定したいかという構成概念の明確化によって決定すべきと思われます。

　そして，最後のほうでは"手術を受けたことで，いろいろな考えが変化した"ということを言っています。自分が家族や社会に支えられていること，生きているということの価値を再認識したというような内容です。このことは私自身もインタビューを行っていて一番考えさせられた点でもあったのですが，癌を患ったこと，大きな手術を経験したことで，自分自身の考え方や価値観が大きく変わっていくということがあります。私は精神科医ではないのでくわしくはわかりませんが，おそらくこのような価値観の変容はQOLが向上する方向に作用する可能性があります。**癌になったことや手術を受けて臓器を失うことが，必ずしも不利益ばかりではない**，家族の絆，社会の支えといったふだん意識しないもののありがたみを認識し，その後の人生をより実りあるものへの変えていく可能性があるということなのです。

　さて，話は長くなりましたが，大切なことなのでもう一度確認しておき

3　尺度開発研究とは　**89**

ましょう。尺度を開発するときには**「その尺度が測定する概念が何かを明確にする」**必要があります。心理尺度は複数の質問を患者さんにぶつけていくことで"測定したい概念"を明らかにしていく道具です。たとえて言えば、さまざまな角度からスポットライトを照らしていくことで、よくわからない"モノの形"を明らかにしていくようなイメージです（図2-5）。外科臨床を行っていると何となく自分の中で常識化されてしまって、あまり深く考えていない患者さんの訴えや症候がたくさんあります。胃切除後症候群や、胃術後障害、術後機能障害、術後QOL低下、ダンピング症候群などの用語はその好例ではないかと思います。あいまいな言葉を使っていては、結局PECOにしたときにOが安定しないので、よい臨床研究になりません。そこで、尺度開発を行い、術後障害とは何か、何を測定すれば術後障害を評価したことになるかということについて研究を行ったというわけです。

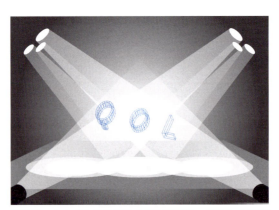

図2-5 さまざまな角度から光を当てて、測定したい概念をあぶりだす

症状の評価とQOLの評価は別個に行う

前述のように、胃の切除を行うとさまざまな胃の機能が失われて「症状」が出現します。そして、その症状によって「生活の負担」が生じます。多くの既存研究では、**症状を見ているのか、その症状が影響を与える生活へ**

の負担を見ているのかがあいまいであると感じました.また外科医の意見を聞いていくと,「QOLに興味がある」という外科医の多くは,実は症状の有無や程度,体力や栄養状態を知りたがっているということもわかってきました.胸やけがして食事がとれないとか,体重が減って体力が落ちたという症状や身体的な負担感については多くの外科医が興味をもっていますが,「服を買い替えた」「周囲の目線」といった金銭的な負担,精神的・社会的な負担についてはあまり関心をもたない人も多いです.また,おならが臭くなったという現象には興味をもつ外科医は多いですが,(患者さんもインタビューの中で言っておられるとおり)その結果職場で困っているというところまでは医療的な介入が難しいですし,実際そこに大きな興味をもっているという外科医はあまりいませんでした.

　そこで現状では,まず「胃の術後の後遺症状」にはどういう種類のものがあるか,そのプロファイルを明らかにし,その出現頻度や程度を評価する尺度を作成することが外科医にとっては最優先の課題であり,それらの症状が影響を与える日常生活への支障についてはその後に取り組む課題であると考えました.つまり症状尺度とQOL尺度を別個に作成するという2段構えの研究を計画しました(図2-6).もともとの私の興味は,患者の

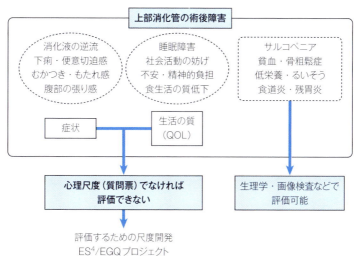

図2-6　上部消化管の術後障害を評価するために

食生活の充実度のような，どちらかと言えば“食事に関連したQOL”のような尺度を作りたいというものでしたが，まずは前段階として術後の後遺症状について固めていくことが先決でした。

　後述しますが，計画段階ではこれで自分が測定したいものの概念が明確にできたと信じていたのですが，実際には研究が終盤にさしかかりこの考えはまだまだ甘かった，詰め切れていなかったということを思い知らされることになります……。が，それはさておくとして測定すべき概念が「術後症状」という言葉で明確になってきたところで，いよいよ尺度の開発の具体的な研究が開始されます。

column 5　主観的情報は誰が評価すべきか②

　医師がQOL評価を行った場合，身体機能や社会機能は患者の評価とおおむね一致するものの，精神機能や認知機能は患者の自己評価よりも過大評価してしまう（患者の自己評価よりも医師の評価がよいスコアになる）傾向があることが指摘されています（Petersen MA, et al：Eur J Cancer 42：1159-1166, 2006）。QOLとは個人の主観的な価値観に基づくものであり，それを数値化するには直接本人に聴くのが一番よい，というのは感覚的に理解できます。QOLに限らず，いかなる主観的情報も可能な限り患者本人から収集することが望ましい，そうあるべきだと主張するPRO信奉者もいます。本当にそうでしょうか。

　たとえば，がんの領域でよく用いられるPS（performance status）については面白い報告があります。PSとは“患者の全身状態の指標”であり，古くはKarnofskyが提唱したKPS（Karnofsky Performance Status：1948）にはじまり，最近ではWHO-PSやECOG（Eastern Cooperative Oncology Group）-PS（1982）が簡便な評価尺度として用いられています。ECOG-PSは以下の基準で評価されます：

> 0　日常生活が制限なく行える。
> 1　激しい肉体活動は制限されるが，歩行・軽作業は可能。
> 2　歩行・身のまわりのことはできる。日中の50％以上はベッド外ですごす。
> 3　限られた身のまわりのことしかできず日中の50％以上をベッドか椅子ですごす。
> 4　自分の身のまわりのことがまったくできない。完全にベッドか椅子ですごす。

PSの目的は，がん患者の予後を予測することにあります。PS 3以上の患者には積極的な治療を行うべきではないとするガイドラインが多く，治癒が困難な患者の治療方針を決定する重要な情報になります。PS 2か，PS 3かという判定には"ベッド上の時間が50％"という定量的カットオフ値が含まれていますが，病状や治療経過によって状態は刻々と変化しますし，医師は患者の1日をすべて観察することは難しいので，実際のところは「パッと見た印象」によってPSを決定していることが多いと思われます。そういう意味では，より患者のそばにいるナースのほうが正確に判定できるかもしれませんし，患者本人が評価するのが最も適切かもしれません。

　そこで，一人の患者のPSについて，患者本人の評価，ナースの評価，医師の評価の3通りのスコアを求めて，予後予測という観点からどの評価が最も適切かを調査した研究があります（Ando M, et al：Br J Cancer 85：1634-1639, 2001）。結果的には医師の評価とナースの評価は一致性（κ係数）が高いが，患者自身の評価とは一致性が低いこと，医師の評価は患者本人の評価よりも明らかに予後の弁別能が高いことが示されました。この結果は，しばしば批判されるように医師が患者の状態を楽観視し過小評価する傾向があるという意見への反論として重要なものでしょう。予後に即した治療方針決定の判断基準として，医師が評価したPSはよい指標になるでしょう。

4 尺度開発の具体的な手順

尺度開発の手順

　最近ではRCTにおけるCONSORTのように尺度開発の手法もチェックリスト化したものがあり，COnsensus-based Standards for the selection of health Measurement INstruments（COSMIN）というウェブサイトにRisk of Bias checklistが記されています。実際に尺度を開発したい方，くわしく学びたい方にとっては必読ですが，心理学的な内容も多く，外科医にとってはわかりにくい内容です。そこで本書でも開発手順の概要を大ざっぱに解説しながら，自分自身の行った尺度開発研究の内容についても

ふれていきたいと思います。なお，私が尺度開発研究を計画した2011年の時点では，まだこのチェックリストはありませんでした。

尺度の開発手順はくわしく書けばたくさんの段階がありますが，ここではあえてざっくりと5つの過程にまとめて説明します（図2-7）。もちろん第一段階は「測定する概念」を明確にすることなのですが，それについてはこれまでも十分に検討してきたので割愛し，その後の手順について話を進めていきます。

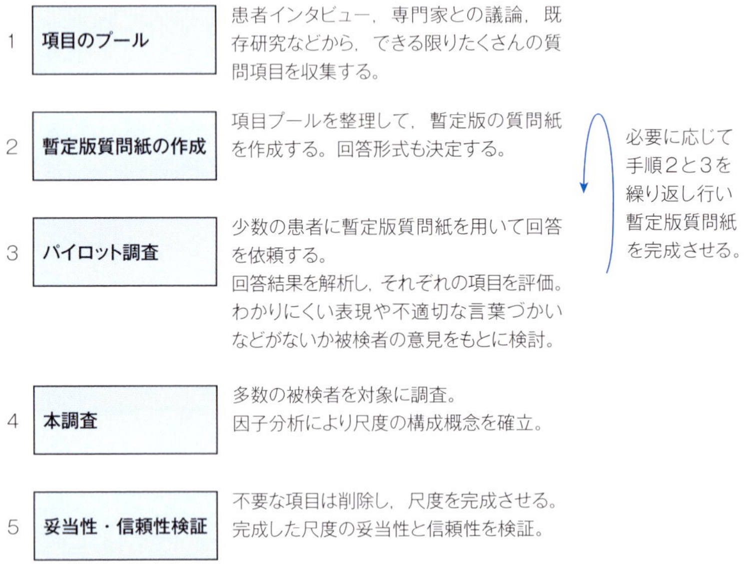

1	**項目のプール**	患者インタビュー，専門家との議論，既存研究などから，できる限りたくさんの質問項目を収集する。
2	**暫定版質問紙の作成**	項目プールを整理して，暫定版の質問紙を作成する。回答形式も決定する。
3	**パイロット調査**	少数の患者に暫定版質問紙を用いて回答を依頼する。 回答結果を解析し，それぞれの項目を評価。わかりにくい表現や不適切な言葉づかいなどがないか被検者の意見をもとに検討。
4	**本調査**	多数の被検者を対象に調査。 因子分析により尺度の構成概念を確立。
5	**妥当性・信頼性検証**	不要な項目は削除し，尺度を完成させる。完成した尺度の妥当性と信頼性を検証。

必要に応じて手順2と3を繰り返し行い暫定版質問紙を完成させる。

図2-7　尺度の開発手順

手順1：項目のプール

項目プールは，既存研究や専門家の意見を通じて，自分が測定したい概念に光を当てるための質問項目をできる限りたくさん集めるという作業です。もっとも，自分が測定したい概念を測定する尺度がすでにあるのであれば，新しく作成する必要はなくなるのですが，今回の研究では似て非なる尺度がいくつかありましたので，そのような情報も広く収集し参考にし

ていきました。また，類似した研究だけでなく，上部消化管に関連した尺度として逆流性食道炎や機能性胃腸症を対象とした質問紙，さらには欧州で開発され，日本語には翻訳されていないものなども取り寄せて参考にしつつ，100以上の症状をプールしました。さらに，それでも不足しているもの，見落としているものがないか確認するために，約5名の実際の患者さんにお会いして，インタビューをさせてもらいました。これは半構造化面接といって，ある程度質問すべき内容や時間配分を想定したスクリプトをあらかじめ作成しておきます。ただし，基本的にはオープンクエスチョンの形をとり，回答を誘導することなく相手の意見を引き出すようにしなければならず，それなりのトレーニングが必要です。臨床心理士などの資格をもつ面接官に依頼してインタビューをお願いするのが望ましいのですが，私の場合は自分の勉強のためにも最初の1名については心理学の先生に同席していただいて実施し，いろいろとアドバイスを受けたうえで，残りの4名は自分が主体となって面接を行ってみました。もっとも，当時は大学院生だったので専門家に委託するほどの予算もなかったという状況でしたが，前述したとおり患者さんの訴えを文字に起こして読んでみるというのは意外な発見の連続でした。診療の現場（病院）ではないところで患者さんのお話をじっくりと聞くという作業は，実際にやってみるとなかなか面白く意義のあることです。そしてその会話を文字にして見直してみると，患者さんが言いたかったことがもうすこしで引き出せそうだったのに自分自身でその話題をさえぎってしまっていたのではないか？などということもわかってきます。この患者インタビューの文字起こしという作業は，自分の診療のコミュニケーション能力を高めるためにも一度経験しておいて損はないと思っています（図2-8）。

　このようにして尺度に必要な質問項目をできる限りたくさん集めていきます。できれば1つの項目を1枚のカードに書き出してみて，内容的に類似するものをグループ分けしてまとめてみるとよいでしょう。重複している項目がないかもチェックしますが，一見類似しているように見えて大きな相違があるということもあります。この段階はあくまで項目のプールを作成することが目的なので，なるべくいろいろな言い回し，言葉づかいなどを保存しておくようにしましょう。複数の専門家（外科医だけでなく尺

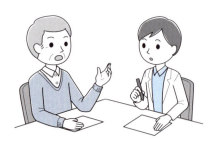

図2-8 患者インタビューによって項目を収集する

度開発の経験者や臨床心理士などを含むとよい)と一緒にこの作業を行い，多角的な視点から項目の整理を行っていきます。

手順2〜3：暫定版質問紙の作成・パイロット調査

● パイロット調査

項目の整理ができたら，それを利用してパイロット調査を行います。尺度開発の最大の山場は"手順4：多数の患者を対象に本調査を行うこと"になりますので，そこで用いる「暫定版質問紙」を作成するためのパイロット調査をしっかりと行っておく必要があるのです。つまりパイロット調査では"暫定版の暫定版"とでも言うべき実験的な質問票を作成し，30人くらいの患者さんに協力してもらい，実際に答えてもらって，答えにくい質問や意味がわかりにくい文章がないか，患者目線での意見を聞き取り調査していきます。また回答の結果からI-T相関分析(Item-Total Correlation Analysis)などを行い，反応が乏しい質問や，全体の得点と関連が低い項目などがあれば，原因を考えます。測定したい概念とあまり関連がないと判断された項目は，本調査では使用しないほうがよいので，ここで削除します。この作業は1回だけに限らず，必要があれば何度も繰り返し，より適切な質問ができるようにしていきます。

● 暫定版質問紙の作成

　質問文を作成するにはいくつかの注意点があります。よく指摘されるのは，1つの項目に2つの質問が含まれていないか（ダブルバーレル質問という）ということです。「おなかの痛みやもたれを感じることがありますか？」など，痛みはあるけれどももたれはないという場合にどう答えればよいのかわかりにくい質問はしないようにします。また，対象者の年代・性別・地域などによってわかりにくい表現や，答え方が変わってしまうような質問にならないように注意します。

　手術に関連した質問でしばしば見かけるのは，「手術前と比較して食事を食べるとすぐにおなかがいっぱいになると感じることがありますか？」など，**手術前と比較するという質問**です。しかし，これはいつごろの状態と比較しているのか，人によって受け取り方がまちまちです。たとえば，本当に手術直前のころを想起する人もいれば，健康だったころ，若いころというふうに受け取る人もいます。また健診で見つかったような小さな早期胃癌の患者と，大きな進行胃癌で発見された患者では，ひとくちに「手術前と比較して」と言っても術前の症状にはかなりの違いがあるので，対象者によって意味がかなり変わってしまいます。さらにひねくれた見方をすれば，"手術"というのが質問者が意図するものとは別の手術を想起する人もいないとは限りません。

　パイロット調査で回答者の反応が乏しい質問項目があれば，何らかの対処が必要です。反応が乏しいとは，対象者の多くが「そんな症状はなかった」と答えてしまう現象です。有症状の人がとても少ないのであれば，その質問をする意味自体がなくなってしまうので，「聞き方」を工夫しなければなりません。たとえば，胃切除後に起こると言われる「ダンピング症状」は，重症者では食後に失神してしまう人もいます。しかしそこまでの症状に至る人は非常にまれで，通常は「ぐったりする」とか「力が抜ける感じがする」などの症状を訴えることが多いです。しかし，かなりまれだとしても失神にまで至る病態は非常に危険であり，ぜひとも尺度で評価したいという思いもあります。その場合，聞き方をマイルドにする，という方法もあります。「失神しましたか？」「気を失いましたか？」と聞いてもほと

4　尺度開発の具体的な手順　**97**

んどの人が反応しないのであれば，「気が遠くなるような感じがありましたか？」や「気を失いそうになるような感じがありましたか？」などの聞き方ですこしでも回答者を増やすという工夫もあります。

ES[1]/EGQプロジェクトでは項目プールの時点で約70個の症状項目を収集しましたが，パイロット調査の時点で49項目の質問に絞り込み，本調査で用いる暫定版質問紙には43項目を採用しました。

● 質問形式・回答形式を決定する

質問項目が絞り込まれたら，質問と回答の"形式"を決定する必要があります。たとえば，「おなかのもたれ」について質問する場合でも，以下の例のようにいろいろな質問の形式が想定されます。

例1：過去1か月間に，おなかのもたれを感じることがありましたか？
例2：過去1か月間に，どの程度のおなかがもたれる症状がありましたか？
例3：過去1か月間に，おなかがもたれて困りましたか？

まず想起期間を1か月にするか，1週間にするかなど，特に決まりはないので研究者が自由に決めてよいと思いますが，どのような場面で使用するかをよく考えておくとよいでしょう。術後1〜3か月ごろの患者にも調査を実施するのであれば，想起期間が1か月もあると，その間に症状が変動していることが予想されます。妥当性検証研究では主に慢性期で症状の変動が少ない対象を選ぶことが多いため，それを急性期の患者に当てはめてよいかという問題もなくはないですが，このあたりは急性期バージョンなどとして，「過去1週間に」，とそこだけ変更しているケースもあります。

また例1〜3について，それぞれの質問に対応する回答形式は，

例1：なかった・たまにあった・しばしばあった
例2：軽かった・中等度だった・とても重かった
例3：あまり困らなかった・困った・非常に困った

などとなります。同じような回答形式に見えるかもしれませんが，例1では症状の「有無」そして出現する「頻度」を聞いているのに対して，例2で

98 | 第2章 手術を評価する PRO 尺度の開発

は症状があるという前提で，その「重症度」を聞いています．例3の聞き方は，その症状が原因で「困ったかどうか」を問題としており，これは症状の有無については興味がないということになります．つまり症状があるかないかは置いておくとして，症状がその人の生活に与える負担感のようなものを調査していることになります．どちらかといえば症状を調べるというより，QOL調査に近いように思います．

● 一般的にはリッカート式が用いられる

質問紙調査で必ずと言ってよいほど見かける回答形式がリッカート式です．5段階くらいのもの(図2-9)が一般的ですが，3段階，7段階を採用している尺度もあります．"中くらい"という回答にならないように奇数の選択肢数を避けてあえて4段階や6段階で答えさせるほうがよいという人もいます．このあたりは，古くから心理測定の分野では議論がありますが，実は定説がないようです．1960年ごろの学説では正確な回答を得るためには20段階以上の選択肢が必要とするものもあり，その後1970年ごろには6～7段階が信頼性や再現性の点から最適であるとの説も出ました．しかし，選択肢の数とテスト-再テスト信頼性(後述→p.113)の結果は関連がないと主張する論文もあり，コンセンサスはないのだと思います．さすがに20段階もの設定にすると質問紙のデザイン構成の点からも回答が煩雑になりますので，やはり4～7段階程度がよいのではないでしょうか．

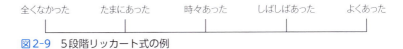

図2-9 5段階リッカート式の例

今回の開発では，パイロット調査で図2-10のように2段階式に症状を調査する方法を採用しました．つまり，まず「症状の有無」を聴取し，症状がある場合には，まず「頻度」について「たまに」～「いつも」の4段階で回答し，次いで症状の「程度」を5段階で選ぶという方法です．症状がない場

合には「程度」には，最初の0にチェックをつけて，そのまま次の質問に進みます。

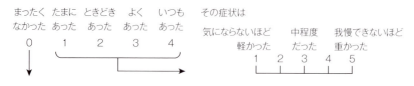

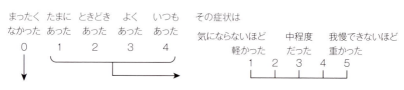

図2-10 パイロット調査での症状調査方法

しかしパイロット調査と患者インタビューにおいて，この形式は回答に時間がかかる，紙面が込み入って読みにくい，答え方がわかりにくいなどの意見があったため，本調査で用いる暫定版質問紙では図2-11のように3段階，4段階の回答形式に削りました。

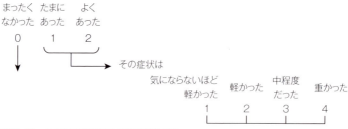

図2-11 本調査に用いた暫定版質問紙

質問項目は，当然あれもこれもとたくさん聞きたくなるのですが，本調査のようにたくさんの対象者に対して行う場合には，回答の質を保つためにもあまり多くの質問をしないほうがよいでしょう。これは感覚的な部分なのですが，項目数で70を超えてくると，かなり回答に負担がかかるようです。特に医療で用いる質問紙は対象者が若い健康な人を対象にしているわけではないので，回答により時間がかかる傾向があります。回答時間はせいぜい15分以内くらいにとどめるようにしたいところです。このあたりのさじ加減もパイロット調査を通じて評価していくとよいでしょう。なお，本研究では症状尺度自体の質問項目は43項目でしたが，後述する基準関連妥当性（併存的妥当性）を評価するために，いくつかの既存尺度の調査も同時に行っています。そのため，残念ながら本調査での質問票に含まれる項目は全体で70項目以上になってしまいました。

手順4：本調査

● 暫定版質問紙の構成から研究計画を見直す

　暫定版の質問紙を作成したら，いよいよ本調査に入ります。本調査とは妥当性検証の解析を行うことが主たる目的なので，ある程度まとまったサンプルサイズが必要になります。どのくらいのサイズが必要かというとCOSMINのチェックリストによれば，**質問項目の数×7以上が必要**とされています。これは妥当性検証における因子的妥当性を評価するために必要な数となります。ほかにも信頼性係数や級内相関係数を算出するためにある程度の数（100例以上など）が必要になるのですが，因子分析に必要なサンプル数が最も大きくなることが多いので，とりあえずはざっくりと"質問項目数×7以上かつ100例以上"が目安と考えておけばよいと思います。後述しますが，因子的妥当性を評価するためには因子分析を行います。**因子分析は多変量解析の一種なので，ほかの線形回帰分析などと同じようにモデルが安定するためには項目×10程度の数が必要だとする説もあります**。当然ながらこのような解析にはデータが多いほど数学的モデルが安定するので，できる限り多くのサンプル数があったほうがよりよいというこ

とになります。コストと研究にかかる時間などを考慮して決定することになります。

このように本調査でのサンプルサイズや解析計画は暫定版質問紙が完成してから決定される部分が大きいので，研究計画書としては，最初の項目プールから本調査までをすべて含めて一度に記載するのはなかなか難しいです。一度の倫理審査委員会（institutional review board；IRB）審査で済めば楽でよいとは思いますが，実際には本調査までの過程で自分の考えが洗練されていき，測定する概念が微妙に変わっていくこともあります。本調査で使用する質問紙の内容が確定するのはパイロット調査が終わってからということになるので，実際にはここで一度計画書を見直し，修正をかけたうえでIRBにプロトコール修正を提出する必要が出てきます。今回のES[1]/EGQプロジェクトでもパイロット調査と本調査で計画書を2回に分けて書き，2度の審査を通す必要がありました。また，暫定版質問紙が完成した時点で，症状尺度だけで44もの質問項目がありましたので，本調査では44×8＝352のサンプルサイズを想定しました（前述のCOSMINチェックリストでは×7と書かれていますが，研究開始当時にはまだこのチェックリストは存在せず，心理学の先生に相談して×8程度でよいということになりました）。そのため，サンプルサイズを確保するためにも参加施設を増やす必要があり，パイロット調査は2施設のみで行いましたが，本調査では6施設に協力を依頼することになりました。

対象の適格基準，除外基準などを規定する研究計画書を作成し，IRBの申請，患者への説明・同意文書を作成するなどの手順は通常の臨床研究と同じです。仮説検証が目的の研究ではないので，プライマリエンドポイントの設定は不要ですが，ほかの臨床研究と異なる点は質問紙の回答内容が主治医に知らされないこと，回答内容は診療に影響しないことを対象者にしっかり説明したうえで研究に参加していただくことです。中には，主治医に伝えてほしいことをたくさん記入する方もいますし，逆に回答内容を主治医に知られることで気をつかって本来の症状を過小評価して記入する人もいます。外来などで回答する場所を確保したり，回収する人の手配なども必要です。自宅に持ち帰って回答してもらい，郵送で返送する手段も案内できるとよいでしょう。その際には医師以外の返送先，問い合わせ窓

口を決めておきます。質問紙調査はこのように若手外科医が通常業務を行いながら1人で続けるにはやや負担が重いですので，外来のクラークさんなど手伝ってもらえる人を探しておく必要もあります。

手順5：妥当性・信頼性を検証し，尺度を完成させる

　本調査が終わり，データセットを作成したら，いよいよ解析・分析に入ります。ここでは主に尺度の妥当性と信頼性を検証し，不要な項目を削除して最終的な尺度を完成させることになります。

● 妥当性検証

　第一に妥当性について考えてみます。尺度の妥当性はいろいろな観点から評価する必要があり，さまざまな用語が錯綜していてわかりにくいです。まずは，

1. 内容的妥当性
2. 因子的妥当性
3. 基準関連妥当性（既知グループ妥当性・併存的妥当性など）

の3つを理解するとある程度すっきりしてくると思います。計量心理学の世界では，これらのほかにも"○○妥当性"という言葉がたくさん出てくるのですが，そうしたたくさんの妥当性を一つひとつ確認していく作業が，結果的にその尺度の特性や得点が測定する概念の解釈を支持する根拠になっていくわけで，それらすべて含めて「構成概念妥当性」という用語で総括する場合もあります。

　ここで，質問票の妥当性について考えるうえでは，学校の学力テストのことを考えると非常にわかりやすくなります。すこし外科医療とは離れて高校生のころを思い出しながら考えてみたいと思います。

内容的妥当性

　まず内容的妥当性は，読んで字のごとくですが，「その内容が測定したい概念を測定するための質問項目として妥当であるか」ということです。

たとえば生徒が数学を理解しているか評価したいときに，明らかに数学の教科書を逸脱した内容の出題があれば，いかに良問であっても内容的に妥当ではないと言えます。このような内容的妥当性に関しては科学的または統計学的に評価することは難しいので，ある程度関係者によって質的に評価される必要があります。この内容的な妥当性に関しては，すでに項目プールからパイロット調査までの過程において十分に吟味され妥当性があるという前提が得られたうえで本調査に進んできていますので，あえてこの時点で議論する必要はないでしょう。

因子的妥当性

　問題は"因子的妥当性"です。私はこの開発研究において因子的妥当性を検討する作業に非常に苦しみました。当初はここでつまずくとは全く予想していませんでしたが，結果的には1年近い時間をかけて因子的妥当性を考えることになりました。この因子的妥当性を検討するために行う解析が「因子分析」です。測定する概念に複数の因子構造が推定される場合には，この因子分析こそが尺度開発の天王山とも言うべき重要な議論になります。

　では再び高校生の学力テストを例に考えてみましょう。期末試験では，英語，現代文，古文，数学，物理，化学，歴史……と科目別の試験問題を使って評価します。試験問題には正解・不正解があり，これは症状尺度にたとえれば，症状のあり・なしがあるのと同じことです。たくさんの生徒がテストに回答すると，点数には一定の傾向が出現することが想像されます。たとえば，数学の点数が高い生徒は物理や化学も点数が高いとか，古文の点数が高い者は歴史や現代文の点数も高めである，などの傾向がありそうに思います。また，英語の得点はどの教科ともそれなりに相関しているかもしれません（図2-12）。

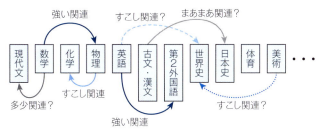

図2-12　学力テストにおける各科目点数と相関を調べてみる

　このように，各教科の関連を理解しようとすると，横方向の矢印が多くなってだんだんわかりにくくなっていきます。そこで，各科目の能力の上には，何らかの上位概念が存在し，その概念によって各科目の点が影響されるという仮説を立てます（**図2-13**）。

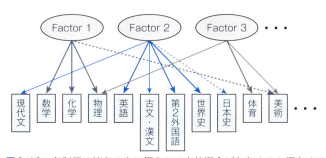

図2-13　各科目の能力の上に何らかの上位概念が存在すると仮定する

　このように，何らかの「概念（因子）」が各項目の上位に存在すると仮定すると，各教科の点数が互いに関連しあう仕組みが，なんとなくわかりやすく整理できます。

　ではこの因子が何なのか，というとこれは実体がない架空のものです（そもそも概念とはそういうものです）。なので，

　Factor 1を"理系頭脳"
　Factor 2を"文系頭脳"
　Factor 3を"芸術的センス"

などと命名する人もいるでしょう。理系・文系などという用語はあまりに一般化しているため，つい私たちはそういう能力や頭脳が本当に存在するかのように思いがちですが，あくまでこれは実体のない「概念」にすぎません。たとえば自然科学能力，政治経済能力，歴史文化能力などと新しい概念を作って生徒の能力を評価しても，何の問題もありません。実際，海外ではわが国のように理系コースとか，文系コースなどの概念にとらわれずに履修カリキュラムを作成している高校はたくさんあるようです。

　結局は多くの人が納得できる，すっきりとまとまる名称にすると，測定している概念がより明確化されてきます。この**概念の命名にはかなり言語のセンスが必要**です。誰が最初に言い出したのかはわかりませんが，きっと"理系・文系"というネーミングは多くの人に「おお！それだ！」と共感が得られたのでこれほど日本社会に浸透し，言葉としての市民権が得られたのでしょう。後述しますが，因子分析によってどんなに綺麗に因子構造が分かれたとしても，その概念の命名がイマイチだと他者の理解が得られなくなり，結果としてその尺度はあまり利用されなくなってしまいます。

　このように各項目の得点の関連を利用して測定する概念全体の下位にある概念（因子）を推定する統計手法が因子分析です。作成する尺度がどのような因子で構成されているのかを評価することで，その測定概念がより明確化されていくと考えられます。

• ES[4]の完成と下位概念の名称決定

　さて，今回の開発研究では本調査で検討した暫定版質問票43の質問項目のうち，統計量やその他の妥当性など多角的な面から項目の特性を評価したうえで最終的に23項目を採用し，これを最終的な尺度として決定しました。

　この尺度の名前は「ES[4]（Esophagus Stomach Surgery Symptom Scale）」とし，因子分析によってこれら23の項目は4つの因子構造に分類されることが推定されました。さて，この尺度の下位概念に，どのようなネーミングがよいでしょうか（図2-14）。

106 | 第2章　手術を評価する PRO 尺度の開発

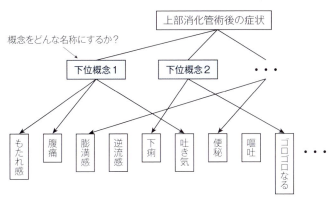

ES[4]全23項目は4つの因子からなる

図2-14 下位概念をどのような名称にするか

　類似の研究を参考にすると，たとえばGSRS（Gastrointestinal Symptom Rating Scale）という質問票があります。これはもともと過敏性腸症候群，消化性潰瘍，逆流性食道炎などに用いられるQOL評価尺度ですが，しばしば胃切除後の術後患者にも使用され，学会などではGSRSのスコアを用いて術式の評価をするような研究が散見されます。このGSRSは15項目，5つの下位概念があり，"逆流""腹痛""ディスペプシア""下痢""便秘"とネーミングされていました（図2-15）。

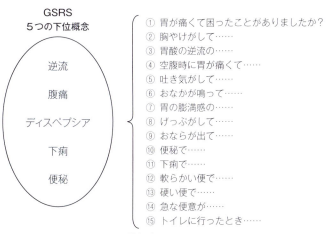

図2-15 GSRSの項目と下位概念

当初GSRSと同じように第一因子の名称として"逆流症状"などとネーミングしようとしました。ところが，どうもしっくりこないような気がしてなかなか論文の投稿に踏み切れないでいました。すでに投稿できる状態まで書きあげていたのですが，思い切って新しい視点で因子分析からやり直しをして尺度の構成概念を再び考え直すことにしました。すでに研究開始から2年半の月日が経過していましたが，このやり直し作業にさらに半年以上の時間を費やすことになりました。しかし今から思えば，このときにじっくり時間をかけて因子妥当性を検討したことで自分の考えている「術後症状」というものの形が徐々に見えてくるということが実感されました。概念が不完全なままあわてて論文を投稿しなくて本当によかったと思っています。

• なぜ"逆流症状"という言葉は術後症状の下位概念として不適切か

　結論から言うと，**"逆流"とは症状というより病態または検査所見を表す言葉**だからです。たとえば胃全摘後の患者さんが，睡眠中に苦い腸液が口の中に上がってくることがあります。これはたしかに胃がなくなったことで小腸内の消化液が食道，口腔内に「逆流」してきていると思います。本来は小腸から大腸へと肛門側へ流れるべき消化液が口の中に上がってきたらそれは逆流したと言ってよいでしょう。しかし，「食べたものが逆流する」という表現はどうでしょうか。飲み込んだご飯が，解剖学的にどこまで落ちたかはわかりませんが，いったん飲み込んだあとに口の中に戻ってきた場合，これは逆流でしょうか？　消化液と同様に小腸まで流れた食物がまた逆流してくることもあるかもしれませんが，たとえば食道空腸の吻合部に狭窄などがあって，食道内に食物が停滞してしまい嘔吐するような場合はどうでしょう。これは逆流とは言わずに狭窄症状だと言う人もいるでしょう。ではどこまで流れた食事がどこまで戻ってきたら逆流でしょうか？　口腔内ではなく食道内までで食べ物が行ったり来たりする，落ちていきにくい状況は逆流とは違うものでしょうか。そして，それを患者が自覚症状として正確に区別して回答できているでしょうか。逆流を感じる，食事が落ちていかない感じ，胸やけを感じるなどの症状があるからと言って，腸液や食べ物が本当に「逆流」したり「行ったり来たり」している

108 ┃ 第2章　手術を評価するPRO尺度の開発

かどうかは全くわかりません。つまり"逆流"という言葉は造影検査などを行い「飲み込んだ飲食物がいったんは小腸内に流出したけれど，しばらくして食道内に戻ってきた」という画像的所見を表現する言葉であって，症状を説明するにはやや不適切なのだと思います。

　これは，狭窄症状とか低血糖症状なども同様で，狭窄しているかどうか，血糖値が低いかどうかはあくまで検査の所見や結果の言葉です。患者の自覚症状をそのままアウトカムにするというPROの本質を考えると，概念の名称としてはしっくりきません。もちろん症候論や診断学として「このような症状があれば，逆流や狭窄，低血糖などの病態を疑い○○検査を行うべき」という方向性での考え方は何ら違和感がありませんが，質問票調査の結果をもって「この患者は逆流スコアが○点」などと評価するのは発想が逆転してしまっているのです。**あくまで心理尺度は患者の感じた症状が主体なので，医療者側が勝手にその病態を解釈してネーミングするのは不適切ではないか**ということです。

　逆流や狭窄の有無が知りたければ画像検査をすればよいし，低血糖によって症状が発生しているのかを知りたければ直接的に血糖を測定すればよい，ということです。

　そもそも，そういうハードアウトカムでわからない部分をPROで評価

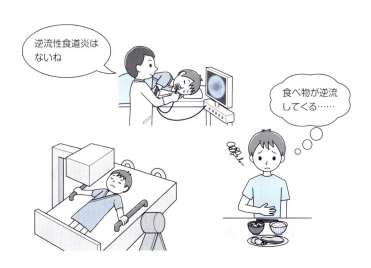

4　尺度開発の具体的な手順

しようとしているわけなので，下位尺度に"逆流"や"狭窄"といった検査結果を表すようなネーミングは不適切だったのです。また，"ダンピング症候群"という言葉もしばしば利用されます。この用語は医学生が読む教科書にも必ず書かれているほど有名ですが，実はその概念や定義ははっきりしていません。診断基準や評価法も確立したものがなく，そのためこのダンピングという言葉は外科医によってイメージする病態にかなり幅があります。このようにすでに定着しているけれど，その解釈に幅があるような用語も下位尺度のネーミングには好ましくないでしょう。

あれこれと考えた挙句，最終的に確定した症状尺度は23項目4因子となり，ES^{4}では実にシンプルに解剖学的な部位によって下位尺度を命名しました。

つまり，図2-16のように"頸部〜胸部の症状""腹部の症状""食事によって誘発される全身症状"と名付けました。ただし，腹部の症状は因子分析の結果どうしても1つの概念にはまとまらないことがわかりましたので，下痢などの"過敏症状"と便秘などの"膨満症状"と2つの概念に分けました。

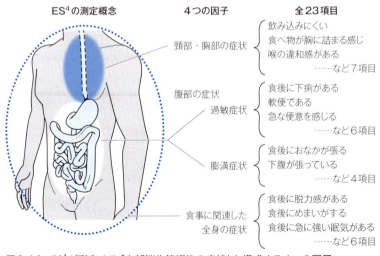

図2-16　ES^{4}が測定する「上部消化管術後の症状」を構成する4つの因子

以上長くなりましたが，ES[4]開発において因子的妥当性がなかなかしっくりこなかった原因の根幹は，**患者が訴える"症状"と，"病態"を説明する言葉を突き詰めて考えていなかった**ということでした。「症状」という概念を明確化する過程で，いつのまにか患者の訴えを自分が勝手に思い描いている病態や検査所見を表す言葉に変換していたり，定義のあいまいな用語をなんとなく使用して理解したような気になっていただけだったのかもしれません。

　この研究を通じて，これまでの自分自身の病歴聴取や身体診察におけるコミュニケーションに関して大いに自己反省するきっかけになりました。私が外科医に尺度開発研究の醍醐味を紹介したい理由の1つは，このように患者の主観的な訴えを客観的な臨床研究のアウトカムとして利用可能にするための思考過程が，臨床医にとって大変に価値のあるトレーニングになると考えるからです。本書を通じてその重要性がすこしでも共有できればと思います。

基準関連妥当性

　最後に，基準関連妥当性について考えます。基準関連妥当性は外的基準との妥当性を検証することになります。いろいろと検討すべき点はあるのですが，ここではざっくりと**「既知グループ妥当性 (known-groups validity)」**と**「併存的妥当性」**の2つを理解しておくとよいでしょう。既知グループ妥当性とは，すでに結果に差が出ることがわかっているいくつかのグループ間で比較し，本当にそのアウトカムに差が出るかどうかを検証する方法です。たとえば，「胃全摘術と幽門側切除術を比較すると明らかに胃全摘後患者のほうが後遺症は強く出る」という知見は，消化器外科医ならば誰しもが感じている常識でしょう。であれば，この2群間について，開発した尺度を用いてスコアリングすると明らかな差が検出できなければなりません。本当にそのような結果が検出できるかどうかを試してみることを，既知グループ妥当性と言います。

　一方，併存的妥当性とは，開発した尺度による測定結果と，ほかの検査結果（類似の既存尺度を用いてもよい）との関連を調べることで妥当性を評価する方法です。具体的にはES[4]のスコアとほかの類似の尺度スコアや

4　尺度開発の具体的な手順　**111**

内視鏡所見などとの相関を調べることで，開発尺度のスコアに妥当性があるかどうかを評価します。

　たとえば，ES^4の各下位尺度スコアと，前述したGSRSの下位尺度スコアとの相関係数を求めてみます（**表2-3**）。CTS（cervico-thoracic symptoms）は頸部から胸にかけての症状なので，GSRSの上部消化管スコアとの相関係数が高く出ています。下痢などの症状が含まれるADS（abdominal distention symptoms）は下部消化管スコアとの相関係数が高く出ています。このように，同じような尺度との関連を見ることで，作成した尺度が測定すべき概念を測定できているかどうかを評価します。

表2-3　ES^4スコアとGSRSスコアの相関係数

		GSRS	
		上部消化管スコア	下部消化管スコア
ES^4	CTS	0.57	0.24
	AHS	0.24	0.57
	ADS	0.52	0.38
	DIS	0.35	0.37

GSRS：gastrointestinal symptom rating score，CTS：cervico-thoracic symptoms，AHS：abdominal hypersensitivity symptoms，ADS：abdominal distention symptoms，DIS：diet-induced systemic symptoms.

　この併存的妥当性とは，いったいどの程度の相関があればよいのでしょうか。ほかの尺度との相関が強すぎる場合には，ほとんど同じものを測定しているということになってしまうので，新しく尺度を作る意味がないとも言われています。なので，"ほどほどの相関"があればよいというややあいまいな評価になります。このあたりは外科医のレベルではあまり深く考えても仕方がなさそうなので，ほかの外科医が理解可能なレベルの関連が得られていればよいだろうということです。

　そもそも論で言えば，開発者が測定したい概念が何なのかを明確にしていれば，すなわち「測定したい概念が既存尺度では測定できないから開発研究を行っている」という前提に立てば，相関が高すぎるので意味がないというような心配は不要だと思います。

● 信頼性検証

　信頼性の検証は妥当性検証よりももっと統計学的な作業が中心になります。統計ソフトの使用法がわかっていればあまり頭を悩ませる必要はありません。ここでは簡単に信頼性の考え方についてのみ述べます。

　信頼性には，「安定性」と「一貫性」という考え方があります。安定性とは「同じ人に同じ質問をしたら同じ答えが出るかどうか」ということです。なので，安定性を評価する最も単純な方法は，同一の被検者に対してすこし時間をおいて同じ質問票を使って2回テストを行うことです。これを「テスト-再テスト（test-retest）法」といい，1回目と2回目のテスト結果が一致すれば，"安定性が高い"と判断できます。テストの間隔が近すぎると，自分の回答内容の記憶が残っていて影響を受けることがありますし，間隔を空けすぎると病状が変化してしまい回答内容が変わってしまう可能性があります。たとえば胃切除後の後遺症状は安定するまでに最低6か月～1年くらいはかかると思われます。術後3か月後の状態と4か月後の状態では1か月の間に，それなりに症状が変化している可能性があるので，このような対象にはテスト-再テスト法は行いにくいです。術後1年以降の患者に対して行うとよいでしょう。最終的に，1回目のテストと2回目のテストの相関係数を求め，安定性を評価することになります。

　次いで一貫性とは，やや紛らわしいのですが**「同じ人に同じ"ような"質問をしたら，同じ"ような"答えが出るか」**を評価することになります。たとえばES[4]では下位概念として頸部～胸部の症状（CTS）があり，この中に7つの質問項目が含まれています。

　これらはすべて同じCTSを見ているはずなので，これらの質問群は同じ"ような"質問項目の集まりと言えます。ですから，同じ人に質問すればおおむね同じ"ような"回答結果が得られるはずです。そこで質問項目をざっくりと2分割して（被検者は1回のテストを受けただけであるが，あらかじめ決めておいたルールでテスト内容を2分割してしまい，2つのテストを続けて受けたような感じになる）両者の尺度得点が同じようになるかを評価することができます（折半法）。そしてこの2分割をすべてのパターンで実施して得られた信頼性係数を平均したものを特に**"Cronbach**

4　尺度開発の具体的な手順　**113**

の α 係数"と呼び，信頼性を示す有名な係数になっています。0.7以上の値が得られればまずまずの信頼性（内的一貫性）が確認できたといってよいということになっています。

尺度開発のまとめ

　本章では手術の評価に使えるPROを自分で開発する方法論について解説してきました。手術の術式を評価するためにはどうしてもハードアウトカムだけでは限界があります。そこで，ソフトアウトカムすなわちPROを設計する必要が生じるわけですが，自分の臨床研究で測定したいアウトカムが既存の尺度で本当に測定できるのかという疑問にぶつかることが多々あります。PECO作りが臨床研究の基本なのですが，実際には「Oが測れないじゃないか！」という場面も多いのです。そのようなときに，自分の知りたいこと（真のエンドポイント）をすこし妥協して，間接的なアウトカム（代替エンドポイント）を設計するという方法もありますが，本章で扱ったように「自分でOを測定する尺度を開発してみる」ということも可能なのです。

　尺度を開発するということは，自分が知りたいアウトカムが何なのかをより深く追求することであり，本当にそれが知りたいのか？本当にその質問でそれがわかるのか？という自問自答を繰り返す作業にほかなりません。この土台作りをしっかり行っておくことが，測定概念を明確にする作業であり，その土台が固定されないと開発研究は絶対にうまくいきません。

　外科医でなくても臨床医はどうしても自分の診療成績，診療結果を早く知りたいと思い，とりあえず測定しやすいアウトカムを求めてしまう傾向にあります。しかし，真のエンドポイントとの関連が少ない代替エンドポイントを使用したり，なんとなく既存尺度を使用して性急な結論を求めるよりも，本当に測定すべき真のエンドポイントが何なのかを推敲していく作業は，臨床医として決して遠回りになりません。本章で学んだ手順，すなわち概念の明確化，項目プール，パイロット調査，暫定版質問紙の作成，本調査，妥当性検証，信頼性検証といった過程は，どれも臨床医が真

のエンドポイントを追求するうえで非常に大切な発見をもたらしてくれるでしょう。

column 6 主観的情報は誰が評価すべきか③

　さて，このコラムのシリーズも3回目になりますが，今回はやっと外科手術に関連した話題です。症状やQOLは原則として患者本人が評価したほうがよいという臨床研究の流れがありましたが，それでは術後患者の"創部の状態"を患者自身が評価するということが可能でしょうか。臨床研究において手術部位感染 (surgical site infection；SSI) をアウトカムにする場合，"誰がSSIを評価すべきか"という問題があります。これは情報バイアスを予防する観点から，評価者を第三者に委託し，一定の評価基準でデータを収集すべきであるということは容易に理解されるでしょう。諸外国と比較してわが国は術後の入院期間が長いのでSSIが発生する前に退院するようなケースはめったにないのですが，英国や米国では術後早期回復を目的としたERAS (enhanced recovery after surgery) の導入により術後の入院期間は非常に短くなっており，大腸癌の手術などはドレーンを入れたまま3〜5日で退院してしまいます (Greco M, et al：World J Surg 38：1531-1541, 2014)。そのため，SSIを予防する臨床試験などを行った場合，退院後でも患者自身がアウトカムを適切に評価し報告することが可能かどうかが問題になります。患者自身が創部を観察し評価する指標としてBluebelle Wound Healing Questionnaire (WHQ) というものがあります。これは英国のBluebelle Study Groupが作成した評価尺度で，傷が離開していないか，滲出液はないか，腫脹，痛みはないか，臭いはないかなど，患者自身が18項目の質問に回答することでSSIを評価します。実際に，腹部の手術を受けた患者を対象に，この尺度を使用し医療者の評価との一致性を見る研究結果が報告されており (Bluebelle Study Group：Br J Surg 106：226-235, 2019)，十分臨床試験のアウトカムとして使用に耐える精度であると考えられています。

　また，患者自身が手術の出来を評価する尺度が最も充実しているのは形成外科領域でしょう。特に美容形成手術のアウトカムは医師の評価よりも患者の評価が重視されるのは当然のことであり，多くの評価尺度が存在します（ざっと検

4　尺度開発の具体的な手順　**115**

索する限りにおいては2019年現在，美容外科手術を評価するPRO尺度は40以上ありそうです）。中でも顔の手術に用いられる"FACE-Q"と，乳房の手術に用いられる"BREAST-Q"という尺度の信頼性・妥当性検証がなされており，実際に多くの研究で使用されています。FACE-Qは基本10項目なのですが，BREAST-Qは91もの項目があり，答える側も大きな労力が必要です。どんな項目が含まれているかは"BREAST-Q"でウェブ検索していただければある程度見ることが可能です。ただし，美容外科手術はもちろん患者本人が評価することに異論はないのですが，実は「他人の評価が気になる」という人も多いでしょう。むしろ，（服装や髪形などと同じように）自分では評価に自信がもてず，目の肥えた第三者に評価してもらいたいと望む患者も多いと思われます。このように，時には患者本人の主観的評価よりも第三者の評価が優れたpatient centered outcomeになることもあるのです。

5 単純な概念の測定

よく知られた症状や概念はVASで測定できる

　QOLとか術後障害という込み入った概念ではなく，もっと単純な症状を調べたいときには，有名なVAS（第1章p.38参照）を用いてもかまいません。たとえば，"痛み"とか"吐き気"のように，その言葉の意味が多くの人の間で共有されている場合には，単一の質問で十分だからです。

　VASは視覚的にわかりやすく，また得られるデータも連続変数として扱いやすい（本当に扱えるかどうかは収集したデータの中身を評価する必要がある）などの利点から，比較的医学研究者に好まれる尺度です。

　0からチェックされた箇所までの距離を測定し，たとえば35 mmであれば35点がその被検者の痛みスコアとします（図2-17）。

　誰もが同じイメージをもつような概念としては，"食欲""手のしびれ""足のむくみ"などがあります。このようなわかりやすい状態を表す言葉は単純な質問とVASやNRSなどの回答形式によって得られるデータで分析が可能な場合も多いです。計量心理学の分野ではVASやNRSはほとんど利

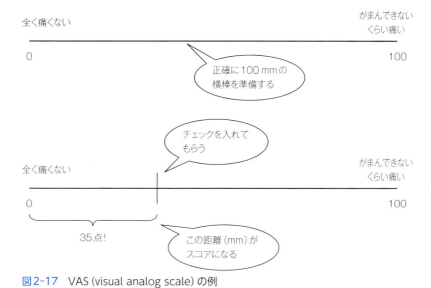

図2-17　VAS (visual analog scale) の例

用されないようです。これは，前述したように"心理という実体のないもの"に対して，複数の質問項目を用いて多角的に光を当てることでその概念を推定し，測定していくという理論が心理計測の根底にあるので，単一の質問項目で調査を行うこと自体が少ないためです（信頼性係数などが求めにくいということもあるかもしれません）。

医学系研究においても，痛みや吐き気など想起するものが明確な言葉でなく，たとえば"心の平穏"や"活力"などという概念を測定する場合があります。このような言葉は，そのイメージのもつ幅が広いので「あなたの心の平穏の程度を答えてください」といった単一の質問とVASによる回答を得たとしてもそのデータがいったい何を見ているのかがあいまいです。そこで，複数の質問項目によって心の平穏とは何か，どのような構成概念が推定されるのか，ということを考える必要が出てくるというわけです。

6 PROの観点から古典理論を見直してみる

　患者の主観的なデータであるPROを測定する意義として，**それまで教科書に書かれている常識だと思われてきた病態に説明がつかないことがある**という点について考えてみたいと思います。

ダンピング症候群の謎

　多くの若手外科医は"胃切除後のダンピング症候群"という言葉を聞いたことがあるでしょう。一般的には以下のような説明が書かれています：

> **ダンピング症候群**
>
> 　胃切除を受けた患者に起こる，食事後の吐き気，嘔吐，めまい，脱力感，発汗，心悸亢進などの症状を総称したものをダンピングという。早期ダンピング症候群は食後30分以内に起こる発汗，めまい，動悸，失神などであり，空腸の急激な拡張，蠕動による腸管血流の増加，浸透圧差による血管運動症状が主体である。後期ダンピング症候群は食後2時間以降に起こりやすく，小腸で吸収された糖分が血糖値を急上昇させ，それに対する反応性インスリン過剰による低血糖が主病態である。

　これは恥ずかしながら私自身が外科専門医予備試験想定問題集（医学書院）に記載した内容です。もともとダンピングという言葉の起源は，ダンプカーが土砂を地面にドサッと落とす様子をなぞらえたもので，胃切除や胃全摘後の患者において食事が小腸に一気に落下する状態を"ダンピング"と呼んでいます。日本語では"食事の墜落症状"と言います。また，ダンピング症状を発生しやすい患者をダンパーと呼ぶこともあります。

　文献上でダンピング症候群の診断基準を初めて定義したのは1970年のSigstadらであると言われています。Sigstadらはダンピング症候群の診断には誘発試験を行うことを提案しており，胃切除後の患者に50%ブドウ糖液175 ccを内服させて症状を観察し，表2-4のようなスコアリングを行い，合計得点が7点以上の患者をダンピング症候群と定義しています。

表2-4 Sigstadらによるダンピング症候群の診断基準

Pre-shock, shock	+5
"Almost fainting", syncope, unconsciousness	+4
Desire to lie or sit down	+4
Breathlessness, dyspnea	+3
Weakness, exhaustion	+3
Sleepiness, drowsiness, yawning, apathy, falling asleep	+3
Palpitation	+3
Restlessness	+2
Dizziness	+2
Headaches	+1
Feeling of warmth, sweating, pallor, clammy skin	+1
Nausea	+1
Fullness in the abdomen, meteorismus	+1
Borborygmia	+1
Eructation	−1
Vomiting	−4

(Sigstad H：A clinical diagnostic index in the diagnosis of the dumping syndrome. Changes in plasma volume and blood sugar after a test meal. Acta Med Scand 188：479-486, 1970. PMID：5507449)

　また，論文としての形ではありませんが同時期の1972年に開催された第4回日本消化器外科学会総会において，早期ダンピング症候群の診断についてシンポジウムで議論が行われ，その議事録が残されています。それによれば，早期ダンピングとは全身症状と腹部症状があり，約28の症状が列挙されています。

　しかし，Sigstadらの症状誘発試験は患者への負担も大きく，あまり気軽にできる検査ではないため現在では全く行われていません。そしてダンピングの概念や診断基準について言及した文献はこれ以降40年ほどありませんでした。明確なコンセンサスがないままに，外科医や患者の中でなんとなく「ダンピングってこういうものかな……」というモヤモヤしたイメージがあるにすぎません。最近，肥満に対する減量手術（bariatric surgery）としての胃切除術が普及するようになって術後の後遺症状評価とし

てDSRS（dumping syndrome rating scale）などの尺度開発が再び注目されるようになり，この分野にもすこし光が当たりつつあります。

　かなり古い文献には胃全摘後の患者の食後のホルモン分泌の変化や，血糖値の推移を評価した少数例の報告があるのですが，病態生理が解明されているとは言えない状況です。そこで，PROという立場からダンピング症候群とは何かを再考し，臨床研究のアウトカムとして使用可能な評価法が提案できないか考えてみました。まずは概念を明確にするという作業が必要です。

　"ダンピング"とは，前述のように食事の墜落によって起こる症状であるというのは病態として理解しやすいですし，それ自体はコンセンサスが得られていることなので，新たに約20名の胃切除または食道切除術後の患者を対象にインタビューを行い，「食事摂取によって引き起こされる症状」にはどんなものがあるかをリストアップしました。項目プールの段階では"食事によって引き起こされる症状"として，実にいろいろな表現が出てきましたが，結果として14症状が選択されました（**表2-5**）（なお，ダンピング"症候群"というネーミングは不適切だと思われますので，以後はダンピング"症状"と記述します）。

表2-5　食後に引き起こされる症状

① 動悸
② めまい
③ 手足のしびれ
④ 倦怠感
⑤ 眠気
⑥ ほてり
⑦ 体の力が抜ける
⑧ 急な空腹感
⑨ 気を失いそうになる
⑩ おなかがごろごろなる
⑪ おなかが痛くなる
⑫ すぐに下痢をする
⑬ 吐き気・嘔吐
⑭ おなかの不快感

　また，早期ダンピング，後期ダンピングという言葉も教科書には必ず書かれていますが，実際に，上記の症状のそれぞれについて，早期・後期を想定した調査票を作成すると，たとえば

120　**第2章**　手術を評価する PRO 尺度の開発

- 食後30分以内に体の力が抜けるような症状が起こりますか？
- 食後2～3時間ごろに体の力が抜けるような症状が起こりますか？

という2つの質問をすることになります。これらの14項目について早期と晩期を想定して2つの質問（計28項目）をしてみると，意外なことに個人内の相関が比較的高く出ることがわかりました。つまり，一方の質問にYesと答えた人は，他方の質問にも同様にYesと答えているということです。ということは，はたして**早期ダンピングを起こした人は後期ダンピングも起こしやすい**ということなのでしょうか？ もしくは，この症状は食直後から3時間程度までずっと持続している症状なのでしょうか？（**図2-18**）

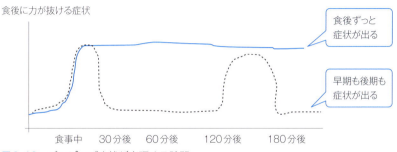

図2-18　ダンピング症状が出現する時間

それとも，もしかしたら同じような質問が続くので，あまりよく読まずに答えてしまっているのかもしれません。

ダンピングという言葉のみならず，"早期""後期"といった概念もいまひとつ明確ではないように感じます。そこで被検者には**「食事摂取に関連して起こる症状」**をすべて選択してもらい，さらにその症状の出現時間を別の質問項目として調査しました。

- 食後に体の力が抜けるような症状が起こりますか？
- それは食後どのくらいの時間に起こりますか？
  （食事中に出現・食後30分以内・食後30分から2時間以内・食後2時間から3時間以内・3時間以降）

結果は図2-19のようになりました。症状が出現するタイミングは食後2時間以内を中心に正規分布することがわかりました。早期と後期という区切りはあまり明確ではなく、その中間である食後30分から2時間以内の時間帯でも症状が出現することが多いようです。

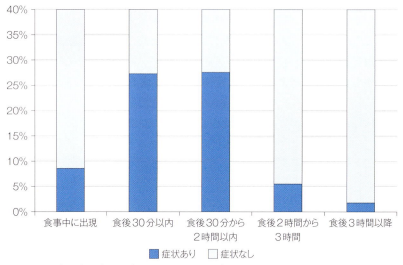

図2-19　ダンピング症状が発生するタイミング(n＝284)

　ダンピング症状は血中のホルモン値や血糖を調べた基礎的な知見から早期・後期といった考え方が出てきたのだと思われますが、実際の患者の自覚症状としては30分以内、2時間以降などの区別はあまり適切ではなく、そのような質問の仕方では30分以降2時間以内に発生した症状が拾い上げられないということになってしまいます。
　これまでの医学研究の多くは、患者の症状から基礎医学的に病態を解明しようとする要素還元論的な方法論に基づいていたと思います。しかし、そのためには"患者の症状"を正しくデータにできているということが大前提であり、PRO尺度は基礎医学にとっても大変重要なものです。実際に、ダンピング症状のように教科書にも書かれているような常識だと思わ

れていたことが，PROという視点に立つと意外に脆弱な論理に基づいていたことに気づかされることもあります。

なお，この研究によって，ダンピング症候群という概念は，新たに「食事摂取によって引き起こされる症状」と定義することでより明確となり，因子分析によってその下位概念として全身症状と消化器症状の2因子があることがわかりました。まだまだ奥の深い内容なのですが，くわしい解析内容は論文に譲ります（Honda M, et al：What is the concept of "Dumping syndrome" after upper gastrointestinal surgery？—A proposal of questionnaire to evaluate dumping symptoms form surgeon's perspectives. Ann Cancer Res Ther 26：66-70, 2018）。

■ 本章のまとめ

患者報告型のアウトカム（PRO）は，真のエンドポイントになりえるアウトカムです。外科医がよいと思うアウトカムが患者にとってよいと思うかどうかは別問題であり，その双方を知っておくことは重要なことだと思います。

ただし外科医が本当に知りたいアウトカムが必ずしも測定できるとは限りません。特にソフトアウトカムの場合，自分の測りたい概念にぴったりと一致するよう都合のよい尺度が世の中に存在するとは限りません。そういうときには，妥協して"似たような"概念を測定している既存尺度を用いて臨床研究を行ってしまうか，もしくは"自分で自分の測定したい概念を突き詰めて，それを測定するための尺度を作る（尺度開発）"という手段もあるということを述べてきました。尺度開発は非常に骨の折れる作業であり，時間もコストもかかるため安易にできることではありませんが，自分の測定したいアウトカムを突き詰めていくという作業を行う過程で臨床医として大切なものを発見する機会に恵まれるかもしれません。私自身はたくさんの患者からの主観的情報を分析する過程で，とても貴重な，生涯忘れえぬ経験を積むことができたと思っています。

第2章 のまとめ

- 患者の自覚症状やQOLは複数の項目を含む質問票を利用して評価する。あたかも目に見えないものを多方向から光を当ててその輪郭を想像するようなイメージである。

- 質問票を臨床研究のアウトカムに用いる場合には自分が測定したいものが測れているかをよく考える必要がある。

- 尺度開発の手順は大きく，①項目プール，②暫定版質問紙の作成，③パイロット調査，④本調査，⑤妥当性・信頼性検証の5つの工程である。

- その中でも妥当性・信頼性検証には多数の被検者（評価する項目×7〜8名）が必要で，大変な作業になる。

- 最も大切なのは，構成概念妥当性である。つまり因子分析によってその測定概念が含む下位概念を明らかにしていく作業が尺度開発の"一番の山場"になる。

- 下位概念のネーミングが重要で，多くの人が臨床的に理解可能な名称にする必要がある。

手術手技そのものを評価する

　ソフトアウトカムにせよ，ハードアウトカムにせよ，今まで考えてきたことは「いかに患者から正確にデータをとるか」ということでした。本章では，それとは逆の発想で，"外科手術の手技そのもの"をどのようにデータにするか，つまり「われわれ外科医からいかにしてデータをとるか」という新しい観点から手術を評価するアウトカム研究について掘り下げていきたいと思います。

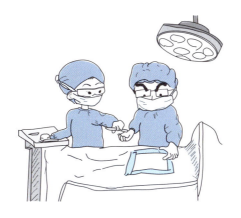

オラオラ先生：シワシワ君，今日の手術の出来栄えはどうだったかね？　自分で評価してごらん。

シワシワ君：はあ，そうですね，今日の患者さんはとにかく血が出やすかったですよね。組織が脆弱というか，血管が裂けやすいというか。それから内臓脂肪もやたら多くて，視野展開もうまくできなくてやりにくかったです。あと器械出しナースの動きが悪

くて全然準備もできていないし，全く，困ったもんですね．

ばかもん！ 困ったもんなのはお前自身だよ，このマヌケが！

うっ，いきなり怒られた！

当たり前だ．ちょっと小慣れてきたと思ったら調子に乗って……．自分の手術手技の未熟さを反省しないですぐに患者やスタッフのせいにするんじゃない．そんな心構えでは成長しないぞ．

す，すみません．

たとえば，電気メスの使い方ひとつとってもまだまだ動きが雑だし，特に血管周囲で正確な動きができていないんだよ．必要以上に動脈をおそれて離れたところから鈍的に剝離しようとするから結局は周囲の静脈を損傷して出血している．剝離鉗子の通し方も乱暴だしな．動脈の周りには神経がまとわりついているんだから，その神経と周辺の脂肪組織の間隙を意識していないから解剖がわかりにくくなっているんだぞ．

はぁ……．

なんだ？ 何か言いたげだな．

いや，その……．実は今まで言いにくかったんですけど，手術を指導してくださる先生方によって，手技にいろいろ違いがあって，いろいろな人がいろいろなことをおっしゃるのでなんだか混乱してしまって……．

ほう．そうか．俺の言ってることとほかのオーベンが言ってることはそんなに違うのか？

まあ，手術の仕上がりや出来栄えについてはほとんど差がないと思うのですが，ちょっとした血管の拾い方とか，デバイスの使い方，切除する構造物の順序，結紮糸の種類とか，細かい部分ではかなり違うんですよね。結果として誰かの手術は合併症が多いとか手術時間が長くかかっているとかそういうことはないんですけどね，一緒に入る指導医の先生に合わせてその都度，細かい部分でやり方を変えていかないといけないので，こちらとしては混乱してしまうんです。

この甘ったれが！ そうやっていろいろな手術のやり方をたくさん吸収して自分のスタイルを作り上げていくのがトレーニングだろ，……と言いたいところだが，まあたしかにその気持ちはわからないでもない。俺も研修医時代には，オーベンが手術後に食べる昼飯の出前店のパターンや注文するメニューまでノートにメモして準備していたものだったが，そんなことが必ずしも重要ではないんでな。

そ，そんなことまで……。

ま，そういう意気込みを見せることで手術を教えてもらえるという下心でやっているわけだが，そういう努力も時には必要なのだよ。

べ，勉強になります。でもオラオラ先生はいつもお昼の出前は長寿庵の鴨汁せいろ蕎麦だから簡単ですね。

ふん，甘いな。冬は鍋焼きうどん定食，唐揚げ付きだ。まあそんなことは置いておくとして，シワシワが言っているように，手術の手技というのは仕上がりが同じでもその過程が大きく異なるものだ。正確で安全な手技を積み重ねていけば，それは上手な手術と言えるかもしれないが，どういう手技が正確で安全と言えるの

か，誰がどのように決めたらいいんだろう。

手術って武道とか伝統芸能と一緒で，医局によって流派みたいなものがあったりするじゃないですか。そこで受け継がれてきた哲学とか，お作法とか，そういうものが重視される世界ですよね。だから客観的な評価は難しいんじゃないでしょうか。もちろん手術の上手い下手ってあると思いますけど，それをどう評価するかと言われれば，やっぱり術後合併症の有無とか，手術時間，出血量などの指標で見るしかないんじゃないかと……。

うむ。まあ，そうかもしれん。たしかに，最近うちの病院に入職したアメリカ帰りのサラサラ先生の手術は，実際に見たことがないけど聞いた噂では早く終わるし，出血量も少ない，術後合併症もあまりないとなれば，上手い外科医だと言えるかもしれないね。

そうです。サラサラ先生はとてもお上手な先生だと思いますよ。

しかしね，やっぱりそれは間接的な証拠にすぎないんだよ。

間接的？ですか。

そうだ。サラサラ先生の専門は大腸癌だが，実は難しい症例やリスクの高い症例は，こっそり俺の外来に回したりして，自分では受け持たないようにしているんだよ。

えー，そうなんですか？

リスクの高い患者を避けて，郭清もサラッと終わらせれば，とりあえず手術は安全に終わるだろう？ それをもってして手術が上手だとは言えまい。

そ，そうですね。私の口から言うのもはばかられるんですけど，たしかにサラサラ先生の手術はあっさりしているかもしれません。

それじゃあ，手術手技をもっと直接的に，どうやって評価したらよいかな？

うーん……。ビデオに撮影してみんなで批評するなんてのはどうでしょうか。

うむ。まあそれが一番現実的だな。手術手技を評価するというのは，たとえばフィギュアスケートの"技術点"をどのくらいつけるかというのと似ているわけだ。フィギュアスケートの技術点というのはこのような基準で採点されるんだ：

技術点は選手が実行した各規定要素に対して与えられる得点の合計点である。各要素の得点は基礎点とGOE (Grade of Execution) によって以下の手順で算出される。

1. 技術審判が演技をスロー再生で確認し，選手の実行した要素が何であったかを判定する。ここで，その要素に対応した基礎点が決まる。
2. 演技審判が技の出来栄えを，−5から+5のGOEで評価する。
3. 各要素毎に，最高評価及び最低評価を与えた演技審判の評価が除外される。
4. 残された審判が与えた評価を，国際スケート連盟 (ISU) 規則322号の表に基づいて点数に変換する。
5. 変換された数値の平均値を算出する。
6. 基礎点に，GOEから算出された数値を加味し，最終的な要素の得点とする。

(Wikipedia「フィギュアスケートの採点法」より引用)

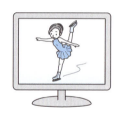
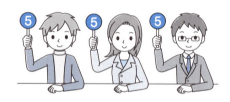

へー，ビデオをスロー再生して評価するんですか。

基礎点を判定する技術審判員は最大3人で，意見が割れたときには多数決で決定したりする。技の出来栄え点をつけるのが，演技審判員で，これは最大9名で行う。それ以外にイベントレフェリーという審判団の監督を行う立場の者が，技術審判員とは別の国から選出されるんだ。

なるほど，システムは複雑ですけど，なるべく公平に，客観的に評価しようと努力している感じがしますね。

そうだ。フィギュアスケートの審判については過去に不祥事があったりして，さんざん議論されたうえで現在はこのようなシステムが採用されている。本当は外科手術だって，こういうふうに採点法を確立して，外科医の手技を評価しあうことが必要かもしれないぞ。スポーツも手術も，お互いが技術を見せあって切磋琢磨することで進歩していくのだからな。その第一歩は，やっぱり手術を動画として保存して，複数の目で評価する，そして再現性のある評価基準を設定するというのが大原則だろう。

そうなると，やはりビデオ撮影ですね。最近の消化器外科では腹腔鏡手術が多いですから，その点はやりやすくなっていますね。

そうなんだ。手術手技そのものを評価する研究というのが最近すこしずつ報告されているが，こういうものは鏡視下手術の普及に

伴ってようやくできるようになってきたんだ。ではビデオは手に入るとして、これから、どうやってその評価方法を決定するのかという点について考えてみようじゃないか。

はい。よろしくお願いします。

1 手術の技量は評価してはならない

　外科医であれば当然，自分の手術の腕前がどの程度なんだろうということは気になります。通常，手術の上手い・下手というのは口コミで広がることが多いようです。同僚の評価，手術室のスタッフの評価，麻酔科医の評価，研修医や後輩の評価，時に出入りの業者による評価などなどいろいろな人からの口コミを総合して判断されるものでしょう。もちろんその評価は，人によって大きな差があるものです。手術の内容をしっかり見てくれて評価していただける麻酔科医やコメディカルスタッフは外科医にとってとてもありがたい存在ですが，一方で，残念なことに単に業務時間内に早く手術が終わるということでしか外科医の能力を評価しない人もいます。

　患者の立場からは，手術時間が多少長くなってもいいからちゃんと治してほしいと思うでしょうし，病院経営の立場からはほどほどに終わらせてトータルの手術件数を増やしてほしいというのも本音でしょう（かといって合併症が増えて在院日数が長引くのも困る）。夜間休日の術後管理をまかされる若手としては，あまりにも無茶な手術をされて泊まり込みの生活を余儀なくされると，「あのオーベン，大した技量もないのにちょっと攻めすぎちゃう？」などと陰口を叩きたくなるのも人間として致し方のないことでありましょう（いや，私はそんなことは一度も言ったことがありませんけどね）。このように，手術の上手い下手は評価する人の立場によって大きく異なるわけですが，逆に言えばこのようなさまざまなバランスの上で，「今何がベストか？」という一瞬一瞬の判断が要求されるというのもまた外科手術の醍醐味と言えるのかもしれません。

　外科医の技量を評価するというのは，ナーバスな問題を含んでおり，こ

れまでタブー視されてきたようにも思われます。1つにはわが国の皆保険制度の事情があります。この制度においては病院が受け取る診療報酬は一定額であり、つまり建前としてはどこの病院で手術を受けても内容は同じであるということになります。誤解をおそれず、簡単に、ざっくりとたとえれば、わが国の保険診療とは「1,000円の焼肉定食が300円で食べられますよ」ということです。ただし、「ご飯のおかわりはできません。豚肉を牛肉に変更することはできません。調理をするコックを選ぶことはできません。出てきたものを文句言わずに食べてください」ということでもあり、もしご飯を大盛にしたいとか、松坂牛を食べたいとか言うのなら、食材もコックも全部自分で準備して自費で食べてくださいよ、ということなのです。ここで言うコックは外科医であり、料理が治療です。保険制度の下では、どのコックさんが料理を作っても味は同じなので料金も一緒ですよ、という建前なのですが、まあそんなはずはないというのは患者さんもよくわかっていて、自分でレストラン……ではなく病院を探して受診するということになります。

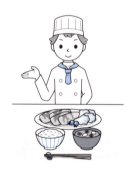

こうした事情から、どの外科医が上手なのかということはあからさまにはわからないように規制されています。厚生労働省の策定する医療広告ガイドラインによれば、**特定の外科医の手術件数や成績などを公開し、宣伝することは禁止されています**。病院全体としての手術件数をホームページなどで公開するのは大丈夫なのですが、外科医個人のデータは出してはいけないことになっています。最近は手術件数ランキングなどの本や雑誌がよく売れているようですが、この記事を引用して病院のホームページに載

せることもNGです。また建前として患者さんは執刀医を指名することはできません（が，実際にはお願いされて引き受けることもある）。

このような議論は，実は米国でもなされており，どのように外科医の手術の技量を公表するべきかといった議論があります（Jha AK：JAMA 318：1429-1430, 2017）。有名な例ではニューヨーク州で心臓外科の手術成績を施設ごと，術者ごとに調査して比較してみると，なんと手術死亡率（mortality rate）が5倍もの差があったのです。しかし，もちろん手術のmortality rateは必ずしもその術者の腕前だけを反映しているわけではないのです。施設によっては重症な患者が多い地域や患者層を引き受けている病院があるということは容易に想像できますし，米国ではわが国よりもそのような差が大きいに違いありません。もし，このようなアウトカムがそのまま公表され，あたかも外科医や病院の実力を表しているかのように扱われるとすれば，前述のサラサラ先生のようにリスクの高い症例を避ける外科医ばかりになってしまうかもしれません。実際，「週刊現代」という雑誌（2018/10/6号）に，"がんが治る病院，治らない病院"という特集が組まれたことがあり，全国がん登録の結果をランキング風に並べて，5年生存率の高い病院が「治る病院」，低い病院が「治らない病院」と紹介されました。このようなデータの使われ方をされると，そのうちに病状の進んだ患者の受け入れを拒んだり，あまり進行していない患者に過剰な治療を施して成績を上げようとする施設が出てこないとも限りません。施設や術者の実力を適正に評価することがいかに難しく，そしてそれを軽々に公表することのリスクをよく知るべきだと思います。

さて，手術技量を評価して公表するということの難しさは，前述のような保険制度上の点もあるのですが，もう一方ではスポーツやゲームとは異なる**外科技術の成り立ちの特殊性**が原因としてあります。というのは，外科の技術は江戸時代の末期ごろから西洋医学として輸入されました。西洋医学（当時は蘭方医学と言った）を伝えた人物といえばSiebold（1796-1866）が有名ですが，この時点ではあまり系統だった西洋医学教育が行われたわけではありませんでした。当時のわが国は漢方医学が本道であり，蘭方はかなりマイナーな領域で，切開排膿のような外科的な処置以外にはあまり普及していませんでした。江戸時代末期にPompe（1829-1908）というオラ

1　手術の技量は評価してはならない　**133**

ンダ人軍医が来日し，長崎の医学伝習所で系統的な西洋医学の基礎教育を行ったのがわが国の西洋医学の幕開けだと言われています。関西では緒方洪庵の適塾，関東では佐倉藩の佐藤家が開設した順天堂医院がわが国における西洋医学を牽引していきますが，それまでの漢方医学には存在しなかったさまざまな「外科処置の技術」が輸入され，実践されていきました。西洋医学の輸入によってわが国の外科医学は急速に発展していきますが，それまでの日本的な"家"や"塾"のような既定の枠組みでの技術の伝承という考え方と西洋的な医学教育との間には大きなギャップがありました。西洋医学には公衆衛生や疫学のように情報公開や公益性を求める学問が含まれており，秘伝の技を重視する東洋医学の伝統的なスタイルとの間に生じた矛盾に多くの医師が苦しんだことでしょう。

　明治期になり，適塾は大阪大学医学部，順天堂医院はその名のとおり順天堂大学医学部へと発展しますが，本質的にわが国では外科手術は（内科もそうですが）このような"塾"や"家"といった私的な組織が代々受け継いできた伝統や文化に基づく技術だということです。技術に対する思い入れが強ければ強いほど，それを他者に評価されたり，否定されるというのは不快なものでしょう。新しい手術を実行しようとするとき，先人が創ってきた方法を改めるということに躊躇する気持ちも大きいでしょう。ましてや，それを研究によって評価し，先輩の手術を批判的に吟味して公開するなどという悪行は，伝統を重んじる良識ある外科医にとってはできようはずもありません。

　そういうことで，何らかの手術の効果を評価する際に，誰が手術をしたのか，そしてそれはどのくらいの出来栄えであったのか，手術操作に何らかのエラーはなかったのかといった直接的な手術の技量と効果の関連については「あえて触れない」ことにし，手術は常に一定のクオリティで均質に行われたという前提で議論されることが当たり前になってしまっています。「○○手術における術後合併症のリスクは，高齢，肥満，糖尿病であった」という臨床研究は非常に多いですが，**実際に手術中の操作を評価し，その"出来栄え点"のような変数を解析に加えている研究はほとんどありません**。これはシワシワ君がオラオラ先生に叱られたように，「患者側の因子」ばかりを検討し，外科医自身の技術点を顧みていないのでは

ないかと言われるかもしれません。**外科医が本当に知りたいことは，高齢者が高リスクであるなどということよりも自分自身の手技をどのように修正したらアウトカムが改善するか，ということではなかったでしょうか？**

　ただし，私は外科の技量を直接的に評価しないのは，外科医というなれ合い社会における忖度が原因である，と言いたいわけではありません。そのような部分もあるかもしれませんが，実際には手術の技量を客観的に評価するということ自体が非常に難しいのです。そもそも"手術の質"を構成する要素にはどんなものがあるでしょうか。もちろん術者の技量（手先の器用さ）そのものが大きな要素になりますが，使用するデバイス，患者の病状や体格という要素も手術の"出来栄え"に大きくかかわってきますし，助手，器械出し，麻酔科医などのスタッフの能力によっても手術の安全性や効率性が変わってくるでしょう。何かのトラブルが発生した場合の体制も大事です。このように非常に多くの要素が複合的に絡み合って"手術の質"を構成しています。

2　外科治療の質を評価するSPOとは

　一般的に，つまり手術に限らず"医療の質"を評価するには3つの大きな柱があると言われています。これは**Donabedian's SPOと言われ，Structure・Process・Outcomeという3つのフレームワークによって医療の質を評価するものです**（図3-1）。外科治療に特化して考えれば，Structureは病院の"構造"，すなわち施設のもつ設備やマンパワー，病院へのアクセスのよさ，スタッフの教育や安全管理体制などが代表的な要素です。そのほかにも，クリニカルパスや病診連携などのシステムが整備されているかという点も含まれるかもしれません。Processは治療の"過程"についての要素です。どのように診断し，治療をしたか，たとえば正確な診断がなされ，適切な術式を選択したか，術後管理がうまくいっているか，トラブル発生時の対策が万全かといったことになるでしょう。もちろん，術者の技術力や，手術の"出来栄え"もここに属する要素でしょう。Outcomeは，これまで本書で散々述べてきたことですので，いまさらあらためて説明す

2　外科治療の質を評価するSPOとは　**135**

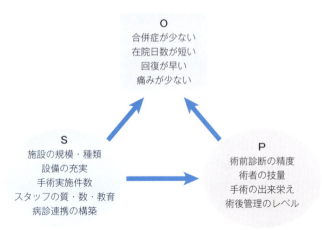

図3-1　外科治療の質を構成するSPO

るまでもありません。

　最も基盤となるのはStructureであり，施設の設備やマンパワーが充実していれば，当然ながらProcessにもよい影響を与え，そしてOutcomeも向上します。結果として医療の質は高くなります。ここでわかることは，いろいろなStructureの要素がProcessである術者の技量や手術の出来栄え（質）を介してOutcomeに影響を与える場合と，Structureが直接的にOutcomeに影響を与える場合があるということです。この点がややわかりにくくなっていますので，具体的なアウトカムを取り上げて考えてみます。

　たとえば，「術後在院日数」というアウトカムに注目したときに，構造的な要素であるStructureとして，"病院のアクセスがよい"とか"病診連携がうまくいっているか"などの因子がアウトカムに直接的な影響を与えます。一方で，内科医の診断精度が高ければ適切な術式を選択できますし，麻酔科医のレベルが高ければ術中のトラブルが回避でき，よい手術が行いやすくなります。リハビリスタッフのマンパワーやテクニックによっても術後管理の様子はだいぶ変わってきます。これらの因子もStructureなのですが，Processである手術や術後管理をうまくいかせることでOutcomeを改善する間接的な因子です。つまりStructureには，Process

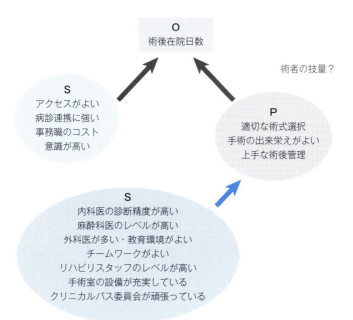

図3-2 Outcomeに直接的に影響するStructureと間接的に影響するStructure

を介してOutcomeに影響するものと，直接的にOutcomeに影響するものがあるということです（図3-2）。

どのような研究でSPOが交絡になるか

前作において，最も重要なメッセージとして

「研究疑問（RQ）をPECOまたはPICOの形にすること」
「E（またはI）とOの双方に影響を与える交絡因子を同定し調整すること」

の2点を強調してきました。

その観点から，外科医の行っている臨床研究の多くは

①手術のアウトカム（O）を向上させるための介入（I）が何か
②手術のアウトカム（O）のリスクとなる曝露（E）は何か

という2種類に分類されます。たとえば"デバイスのよしあし"を評価するような研究は①であり，"患者の状態や体格のよしあし"などを評価するのは②の典型です。介入（I）としては「自動縫合器を導入したら……，腹腔鏡を利用したら……，ステントグラフトは……」，曝露因子（E）としては「高齢患者の手術は……，肥満患者の手術は……」といったRQがオーソドックスです。

　手術を評価する臨床研究においては比較する群間の患者背景などの交絡が存在しないかを評価することは当然重要ですが，本来は患者の因子だけでなく**アウトカムに影響を与えるStructureやProcessにどのような因子があるのかを明らかにし，それらが交絡因子になっていないかをチェックすることが必要**です。

　前作（pp.177～184）で取り上げたLOC-1 study（Honda M, et al：Ann Surg 264：214-222, 2016）において，われわれは胃癌に対する腹腔鏡手術が長期的な予後に与える影響を調査しました。この研究のPECOは

　P：術前病期（clinical stage）I期胃癌
　E：腹腔鏡手術を受けた患者
　C：開腹手術を受けた患者
　O：5年生存率

であり，その交絡因子として，**表3-1**の項目を取り上げています。

　表3-1をご覧になっておわかりのとおり，交絡因子は「患者の体格や既往症・併存症」と「腫瘍の進行度・性質」に分類されています。この研究ではかなり細かく交絡因子を追求しましたが，それでもStructureに関しては項目に入れませんでした。

　実は「癌の治療」において，Sである"施設の因子"というのはそれなりに予後に大きな影響をもつ因子であると考えられています。癌を治療するためには外科医の腕前だけでなく，内科医の正確な術前診断，病理医の正確な術後診断，栄養士，薬剤師，専門の看護師，リハビリスタッフなどのマンパワーや力量，病診連携室などの相談窓口の存在など"病院の総合力"が重要になるからです。腫瘍内科医の有無も重要ですし，主治医が再発後の治療をどこまで粘り強く行うかということも施設によって温度差があり

138 | **第3章**　手術手技そのものを評価する

表3-1　LOC-1 studyの交絡因子

患者の因子	腫瘍の因子	併存症・症状・リスク
年齢	病変の位置	糖尿病
性別	病変の周在	貧血
全身状態	病変の数	狭窄症状
麻酔リスク	大きさ	痛み
身長	肉眼型分類	閉塞性換気障害
体重	生検診断の組織型	呼吸器疾患
腹部手術の既往	clinical T因子	虚血性心疾患
術前化学療法の実施有無	clinical N因子	腎機能障害
術前の内視鏡治療の実施有無	clinical M因子	肝機能障害
	食道浸潤の有無	脳神経疾患
	十二指腸浸潤の有無	高血圧
		ステロイドの長期投与
		胆石症の有無
		同時に実施する手術の有無

そうです。在宅医療などのシステムが充実している地域では最後の最後で生存時間がやや長くなるかもしれません。集学的な治療を行うことができるかどうかは患者の自宅と病院までの距離も影響があるかもしれません。

　ただし，LOC-1 studyはステージⅠ期の胃癌に限定されていることと，協力施設はいずれも「同じような規模の癌専門病院」で構成されているため，あえて施設の調整の必要はないという前提で議論を進めました。しかし，このLOC-1 studyと同様のデザインで行った第2弾のコホート研究「“進行胃癌”に対する腹腔鏡手術の長期成績」を検討したLOC-Advanced（LOC-A study）（Kinoshita T, et al：Ann Surg 269：887-894, 2019）では，対象をステージⅡ期またはⅢ期に設定したため，施設の因子がLOC-1と比較するとやや大きい印象を受けました。進行胃癌に対しては術後の化学療法が標準的に行われますし，再発する症例が早期癌よりも圧倒的に多いため，再発後の治療内容が予後に大きな影響を与えてしまうのです。

　StructureがProcessやアウトカムに与える影響力が大きい場合には，手術以外の因子によってアウトカムが大きく変動してしまうため，研究者が本来調べたかったIやEの影響が検出されにくくなってしまいます。これが多施設研究の難しいところで，オンコロジーにおいてRCTを行う際

には割り付けの調整因子の1つに，しばしば"施設"が設定されているのは，施設を調整すればStructureの多くが自動的に調整されることが目的です。ただし**外科医として興味があるのは，このStructureに含まれる因子の何がアウトカムに強い影響をもっているかということでしょう。**さらにProcessに影響を与えるStructureは何か，という点も明らかにしていきたいところですが，まだまだ答えは出ていない因子が多いです。このあたりは後述する施設格差（Volume-Outcome Relationship）のところでくわしく扱います（→ p.144）。

3 手術の技量は測定可能か

　さて，アウトカムに影響を与えるはずである"術者の技量"とは，いったいどのように測定すればよいのでしょうか。シワシワ君やオラオラ先生が言っていたようにビデオを撮影し，みんなで評価すればよいというのは1つのアイデアでしょう。しかし現実にはフィギュアスケートのような厳密な判定システムはありません。第2章"尺度開発の具体的な手順"の項でも述べましたが，評価尺度がなければ作ればいいというのも事実です。評価システムの作り方については後述するとして，まずは現状ではどのように術者の技量を見積もっているかということについて既存研究を参考に見ていくことにしましょう。

間接的に術者の技量を類推する

　直接外科医の技量を測定できない場合には，やはり間接的な情報から術者の技量を類推するしかないでしょう。よく見かける方法は，外科医のこれまでの経験値（または年間の経験数），専門医資格をもっているか，外科医の所属する施設の症例数，などの情報から外科医の技術レベルを推定するやり方です。

　はたして経験した症例数や，施設の症例数によってどのくらい外科医の技量は影響を受けているでしょうか？　よい環境にあっても，たくさん症

140 | 第3章　手術手技そのものを評価する

例を経験しても，必ずしも手術が上手いとは限りません。また，術者の技量がアウトカムに与える影響の大きさは一体どの程度なのでしょうか？ 堂々めぐりになりますが，そもそも術者の技量を定量する尺度がなければ経験症例数と手術の技量が相関するかどうかもわからないし，アウトカムにどの程度影響を与えているのかもわからないのです。

この影響の大きさがわからないというのは，実際問題として非常に困ったことです。というのは，しばしば指摘される外科領域の臨床研究の問題点として，"介入の質"がまちまちであるということがあります。薬剤の投与ならば"誰が処方したか"によって病態生理的な作用が異なることはありませんが(偉い先生が処方すると効く気がするとか，効いたふりをしてしまうとか，そういうことはあるかもしれません)，手術は"誰がやったか"が重要であり，それによって効果に差が出るだろうということです。

臨床研究における術者の技術レベルに関する記述

手術を評価するPECO型研究は，手術の質が一定であるという前提によって成り立っているものが多いですが，本当に均一なはずはありません。このジレンマを研究者はどのように記述することで手術の質が"ある程度"均一であることを説明しているでしょうか。たとえば，2018年の「Annals of Surgery」に掲載されたわが国発の進行直腸癌に対する腹腔鏡手術と開腹手術を比較したコホート研究(Hida K, et al：Ann Surg 268：318-324, 2018)があります。69施設から1,608名の直腸癌患者を組み入れた大型の研究ですが，このような多施設の研究では，実施された手術の質について論文では

Most of the surgeons (86%) had experience of more than 100 open surgeries and 100 laparoscopic surgeries. All the surgeons had experience of at least 50 open surgeries and almost all (97%) had experience of at least 30 laparoscopic surgeries.

と記載されています。つまり，多くの外科医は100例以上の経験を有しているのでおおむね一定以上のレベルに達しているだろうと示唆しているわ

けです。同様に，胃癌の腹腔鏡と開腹手術を比較したコホート研究（Honda M, et al：Ann Surg 264：214-222, 2016）においては

Although there were no surgeon-specific criteria in this study, considering the average number of patients undergoing gastrectomy was more 300 cases per year in each hospital during this period, all surgeons were considered to have enough experiences to perform both laparoscopic and open surgery.

と，症例登録の基準に外科医の経験数などを特別に定めているわけではないけれど，おおむね年間300件以上の胃癌手術を行っている施設（当時）のデータなので外科医は十分な経験を積んでいるだろう，などと記載しています。自分で書いておいて誠に恐縮ですが，執刀経験数などは自己申告であることが多いですし，また施設の手術件数と，そこに在籍している外科医の技量が相関するという根拠はありません。また，教育病院においてはレジデントに手術をさせることが多いですが，はじめのうちは大きな手術のすべてをやらせるのではなく，部分的に執刀させてすこしずつ経験を積ませるといったスタイルの指導医もいるでしょう。その場合に画一的に1つの手術に1人の術者が対応しているわけでもありません。そのような研究限界を理解しつつ，

- 研究に参加した病院は年間当該手術を100件以上行っている専門施設であり……
- 研究に参加した外科医はこの手術を20例以上経験していることを条件とし……
- この研究では2名の専門医資格を有する外科医が手術を行い……

などの間接的証拠から介入は「ある程度は」一定の質が担保されていることが示唆できるという記述にとどまります。

　ランダム化比較試験（RCT）のような前向きのデザインではどのように書かれているでしょうか。米国M.D.アンダーソンのRamirez先生が「The New England Journal of Medicine」に発表した研究例を見てみます（Ramirez PT, et al：N Engl J Med 379：1895-1904, 2018）。これは**「子宮頸癌**

に対する低侵襲手術が開腹手術よりも明らかに生存予後が悪い」とする論文で，婦人科医のみならず消化器外科医にも大きな衝撃を与えました。ほかのがん種では腹腔鏡手術が長期予後に不利益であるという結果が今まで出たことはありませんでした。むしろ侵襲が少ないぶん，術後の炎症反応が抑えられ癌の再発が少ないのではないかと期待されているくらいです。子宮頸癌に対する腹腔鏡手術はわが国でも先進医療の枠組みで開始し保険適用となっていますし，さらにはロボット手術が先進医療として承認され安全性を評価している状況です。そんな中でこの研究結果は多くの内視鏡外科医の期待を裏切るものでした。「**腹腔鏡やロボット手術が悪いのではなく，手術手技が未熟な医師がやってるのではないか？**」という疑念を口にする人もいます。

　実際にその試験を実施した外科医の手術手技を見たわけではないので軽はずみな批判はできませんが，論文中ではどのように「手術の質」について述べているでしょうか。

Participating sites submitted perioperative outcomes from a minimum of any 10 laparoscopic or robot-assisted radical hysterectomies. No sites or individual surgeons performed only the open approach or only the minimally invasive approach. The trial management committee required two unedited videos of laparoscopic or robot-assisted type III radical hysterectomies. The committee members reviewed the patients' outcomes and the videos to ensure the adequacy of the surgeon's technique.

と書かれています。事務局に各参加施設は10例の経験症例の手術成績を提出，また2本の未編集ビデオを提出し，外科医の技術が十分であるか評価したということになっています。ただし，10例というのは連続症例ではなくどんな症例でもよいから10例というように読めますし，外科技術を実際にどのような方法で評価したのか，その結果不適格となった施設や術者は存在したのかどうかなど詳細は不明です。この試験に参加した病院は33施設あり，臨床試験登録（ClinicalTrials.gov）のサイトで施設名を確認することができます（NCT00614211）が，実際に手術を行った術者の個

3　手術の技量は測定可能か　**143**

人名は明らかになっていません。

4 Volume-Outcome Relationshipと手術の集約化

手術件数が多い施設ほど成績がよい？

　ある施設が，手術を年間で何件くらい行っているかという"施設ボリューム"や外科医の"手術経験数"は本当に手術の技量を担保するサロゲートマーカーになるでしょうか。

　「たくさん手術をしている病院は成績がよい」

と言われると，そうだと思う人は多いでしょう。実際に，この"Volume-Outcome Relationship"を調査した論文は非常に多く存在します。たとえば，前立腺全摘術に関する施設症例数と術後合併症や在院日数を調査した研究は40編以上もあり，その多くで「施設の症例数が多ければ多いほど手術成績がよい」という結果になっています。こうした論文を背景に，短絡的に手術は限られた施設で行う必要がある，すなわち集約化を進めるべきだ，と主張する人が出てきます。

　最近になってわが国でも盛んに患者を集約化するべきだといった議論がなされていますが，実は米国では1970年代から同様の議論は続いています（Luft HS, et al：Should operations be regionalized？ N Engl J Med 301：1364-1369, 1979）。続いていますが，まだまだそうなっていないのは集約化を実現するのは容易ではないということなのです。基本的に難易度の高い手術や希少な疾患ではおのずと手術が実施できる施設が限られてきますので，現代の情報化社会においては自然と集約化は進んでいきます。しかし，コモンな疾患の手術についてはアクセスのよい施設で治療を受けるメリットが非常に大きいので，政策による強いガバナンスがなければ集約化は自動的には進みません。

　さて，本書は医療政策を扱うつもりはありませんので，「どうやって集

約化すべきか」という議論ではなく，そもそもVolume-Outcome Relationshipとは何なのか，集約化は本当に必要なのかという点について深めていきたいと思います。

施設ボリューム，Structure & Process，そしてアウトカム

　実際，Volume-Outcome Relationshipについては，その分析方法，アウトカムの選択，政策としての意義について懐疑的な立場の外科医も多いのです。多くの研究は大型のデータセットを用いた解析であり，疾患の重症度や患者の状態などの交絡因子を調整したうえで（それすらしていない乱暴な論文も中にはありますが），Volumeが多いほど，合併症や手術死亡が少ないということを示しています。「多ければ多いほどよい」という意見は"数こそ正義"という理屈でありなんとなく正しいのですが，なんとなく不安を感じる人も多いでしょう。原因はおそらく，これは現象を見ているだけで，**「なぜそうなるのか」と「どうしたら数の少ない施設でも成績が高められるのか」という議論がないので，外科医は思考停止に陥ってしまう**からではないかと思います。

　多ければ多いほどよいということの意味は，「習うより慣れろ（practice make perfect）」ということであり，その過程を分析し教育に役立てるという考え方を放棄している感があります。意外に症例の少ない施設のほうが，勉強会を開いたり，症例をみんなで共有したりと工夫しながら1例1例を大切にしているかもしれません。大切なことは，数は質であるというステレオタイプの結論を主張することではなく，「なぜ症例が多いと施設の成績が上がるのか」というメカニズムを突き止めることではないでしょうか。「集約化すればよい」などと結論するのは簡単ですが，実際には医療政策としての道のりは遠いのです。

　ここで再度Donabedian's SPOに立ち戻って考えます。これは前述のとおりStructure・Process・Outcomeという3つの因子によって医療の質を評価するものです。施設ボリュームは本来Structureに含まれる概念だと思いますが，今回はこの施設ボリュームについて考える必要があるので，この因子だけ独立させて考えてみます。そうすると図3-3のように施設

4　Volume-Outcome Relationshipと手術の集約化　**145**

ボリュームとアウトカムの関連（A）と，施設ボリューム以外のStructure & Processとアウトカムの関連（B），そして施設ボリュームとStructure & Processの関連（C）という3つの関係性が存在します。

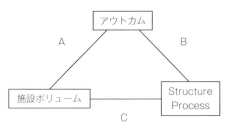

図3-3 Volume-Outcome RelationshipとSPOについて

　つまり，施設ボリュームの直接的影響（A）を調べるためには，Bの影響と，C→Bという経路での間接的影響も調べる必要があるということなのです。Mesman Rらの報告によれば，Volume-Outcome Relationshipに関する論文の多くはAの部分のみに言及しているだけであり，BまたはCの因子を含めて評価した文献は，この40年間の間にわずか27編だけであったとされています（Mesman R, et al：Health Policy 119：1055-1067, 2015）。

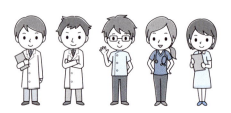

　症例数の多い施設には，よい外科医だけでなく，その手術に特化した優秀なコメディカルスタッフ，高い性能の医療機器，優れた周術期管理システムなどが充実していることでしょう。重要なことは，それらの中で"どの因子"がアウトカムに影響しているのかを明らかにすることであるのに，「多ければよい」という思考停止に陥った論文がいかに多いかという批判的な報告があるのです。たしかに，すぐに集約化を推し進めることは不可

能です．しかし，ハイボリュームセンターの何が優れているのかを明らかにし，ハイボリュームでない病院でも取り入れられるものがあれば取り入れていくという議論のほうが建設的です．

オランダで行われた外科医へのインタビュー結果では，多くの外科医がVolume-Outcome Relationshipは存在すると考えているようです（Mesman R, et al：Int J Qual Health Care 29：797-802, 2017）．数が質を高めるという理論にはさまざまなメカニズムが考えられていますが，最も大きいと考えられているのは"専念することのメリット"であると言われています．同じような手術がたくさんあれば，それに合わせた病院のシステム作りが可能です．クリニカルパスの運用や，使用する器械の回転・アップグレードなども適時に行われていきます．そして，所属する外科医も専門分化することとなり，特定の技術の習熟に専念することができます．さらに，周術期を管理するチームを固定することができ，コミュニケーションがとりやすく，ミスを予防する環境が作られやすいと考えられています．このように同じ手術が増えることでその業務に専念できる"施設環境"，"外科医"，"チーム"が作られることがアウトカムの向上に重要であると考えられています．まだまだ漠然とした内容ではありますが，もっと議論を突き詰めていくと症例数の少ない施設でも手術のアウトカムを改善するためのヒントがたくさん出てくるはずです．そういう研究こそが，外科医の教育と技術の均てん化に寄与する**"手術に役立つ臨床研究"**なのだと思います．

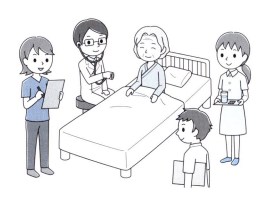

5 手術手技を評価した研究

　では，施設ボリュームや術者の経験数などの間接的な因子ではなく手術の手技を直接評価してスコアリングをした臨床研究について3つの例を取り上げて見てみましょう。

● 論文例1：肥満手術の技量を評価する

論文タイトル：Surgical Skill and Complication Rates after Bariatric Surgery

（Birkmeyer JD, et al：N Engl J Med 369：1434-1442, 2013）

　これは2013年に「The New England Journal of Medicine」に掲載されたミシガン大学のBirkmeyer先生が著者の論文です。内容に入る前にちょっとした背景の説明ですが，論文では著者の所属は"Center for Healthcare Outcomes and Policy (CHOP) and Department of Surgery"と書かれています。このCHOPという部門はややわかりにくいのですが，私が2015年に短期間留学させていただいた部門です。ミシガン大学にはInstitute for Healthcare Policy and Innovation (IHPI)という研究所があり，その中にさらに20以上の研究部門が置かれています。詳細は説明しきれませんが，予防疫学，医療安全，医療政策，女性や小児を対象としたヘルスケアの評価，ヘルスコミュニケーションなどなどの社会医学系が多く，非常にアクティブな研究部門がたくさんあります。CHOPでは，ふだん診療をしている外科医が在籍してビッグデータを用いた政策研究を盛んにやっており，とても面白そうな研究室だということで紹介していただき，受け入れていただくことができました。留学してしばらくたってから，この組織の仕組みがわかってきたのですが，医師以外にも経済学や心理学などの社会学系の専門家も数多く在籍しており週に1～2度集まってカンファランスを開き実に多面的な議論をしています。ただし，この部門に専属の研究者はほとんどいないようで，臨床医の場合はふだんは大学病院で自分の専門分野の診療を行っています。ほかの研究者も掛け持ちで所属しており（オフィスを構えているのですが，臨床をやっている研究者は

空席であることが多い），いろいろな研究者とコラボレーションしながら活動しているという感じでした。IHPIはいろいろな研究者が交流する"incubator"としての役割をもっていると言われていて，大学がとても広いということもあるのですが，随所にラウンドテーブルやクリアボードが置いてあり，いつでも気軽にミーティングができるようになっています。とにかく時間があればいろいろな研究者が職種，診療科の別なく交わって意見を出しあうことが推奨されていました。

さてそんなincubatorの中で書かれたこの論文は，肥満外科手術の技術評価と合併症の相関関係を示したものです。**ここで評価された外科医は，すべて肥満手術の専門医でありレジデントではありません**。これまで，外科のレジデントつまり修練者の技量を評価したり，そのラーニングカーブを調べるといった研究は数多くありましたが，実際に米国で専門医として多くの患者の診療にあたっている外科医の技量を計測しアウトカムとの関連を見るという研究は初めてではないかと思われます。

MBSC（Michigan Bariatric Surgery Collaborative）という組織に属する40の病院に75名の肥満外科手術を専門とする術者がおり，その中から自主的に参加した20名の外科医について手術手技を評価しました。それぞれの外科医は自分が行った手術について重要部分を25〜40分に編集したビデオを提出します。1つのビデオにつき10名の評価者がその手技を評価し，スコアリングします。もちろん術者や施設の名前はわからないようにブラインドした状態で評価されました。

この研究で使用された技術評価の尺度はOSATS（Objective Structured Assessment of Technical Skills）というものです。この尺度は，Martinらの開発した手術評価尺度（Martin JA, et al：Br J Surg 84：273-278, 1997）で，もともとは外科医の手術を評価するというより，**レジデントの習熟度を評価する目的開発されたもの**でした（やはり外科医の技量を評価するというのは最初からはハードルが高かったのでしょうか）。ともあれ，この尺度はレジデント評価の尺度として比較的普及しており，さまざまな手術手技評価に用いられています。

この論文ではOSATSを用いて，参加した20名の外科医にスコアリングを行い，それぞれの外科医の合併症発生割合との相関を示しています（図

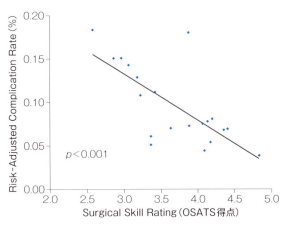

図3-4 手術の技術得点と合併症リスクは逆相関する
(Birkmeyer JD, et al : N Engl J Med 369:1434-1442, 2013より転載)

3-4)。

　まず専門医であっても評価に大幅な差があるということがわかります。あとで述べますが，OSATSの5つの評価項目について1点（チーフレジデントレベル）から5点（エキスパートレベル）で採点し，その平均点を示しています。つまり，最低が1点，最高が5点です。最も低い得点の者は2.6点で最高点は4.8点（5項目のうち1項目のみ4点で，残りはすべて5点）となっています。図を見てのとおり，OSATSの点数が低い術者では合併症の発生数が多く，点数が高い術者では合併症の発生が低くなっています。

　もちろん，前作でも「研修医vs指導医」というテーマで術者選択とアウトカムに影響を与える交絡についてはたびたび解説をしてきましたが（前作pp.79〜81），何らかの事情で特定の外科医に難しい患者が集中した（たとえば，経験豊富なベテラン外科医は，リスクの高い患者の手術を断っていたなど）という可能性はあるかもしれません。

　論文中では，もともとの患者のバックグラウンドから予測される合併症発生リスクを調整したrisk-adjusted complication rateを算出しています。さらに実際に点数の低い外科医と高い外科医がそれぞれ手術した患者の背景を比較しても，特に大きな偏りはなかったようでした。この論文は，外

科医にとって敬遠されがちな「外科医の腕前は手術の合併症発生に直接影響している」という命題を（誰もが予想しうる結果ではありますが）証明してしまったわけです。この研究に参加した20名の外科医の先生方には大いに敬意を払いたいと思います。

● 論文例2：胃癌手術の出来栄えを点数化する

論文タイトル：Technical Performance as a Predictor of Clinical Outcomes in Laparoscopic Gastric Cancer Surgery
(Fecso AB, et al：Ann Surg 270：115-120, 2019)

外科医の手術の技量を測定しそれを変数として合併症のリスク解析を行うような研究もあります。2019年，外科のトップジャーナルである「Annals of Surgery」に，トロント大学から胃癌の腹腔鏡下手術についての論文が報告されました。これもOSATSを用いて手術を評価しスコアリングをしています。論文例1と異なり，**「術者」をスコアリングするのではなく，「症例」ごとに手術の出来栄えを点数化しています**。術後合併症の予測因子の1つとしてOSTATSスコアが独立した因子になりえるかを分析しています。

北米やカナダでは胃癌は希少疾患のため，比較的少数例の検討になっていますが，61例の胃癌手術について実際の手術手技を検討したというものです。たった61例とはいえ，未編集ビデオを"郭清""切除""再建"の3つのパートに区切ってOSATSとGERT（Generic Error Rating Tool）の2つの尺度で詳細を評価し，スコアリングしています。それなりに手間と時間がかかる研究ではあります。もともとトロント大学はOSATSを開発した大学であり，手術手技評価に関して積み上げてきたノウハウがあっての論文ということで評価を得たのかもしれません。

この研究によれば，術後合併症の危険因子として胃全摘，併存症の程度（チャールソンスコア），そしてOSATSの点数（29点以下）が抽出されたようです（表3-2）。

最近では内視鏡下手術がさまざまな分野で普及しているので，映像による記録が残っていることがこのような研究が可能となった大きなポイント

表3-2 Clavien-Dindo分類 Grade Ⅲ以上の合併症発生リスク

リスク因子	OR	95%信頼区間	p
OSATSスコア29点以下	6.49	1.6〜26.39	0.009
胃全摘術	6.67	1.47〜30.36	0.014
依存症スコア（チャールソンスコア）	1.64	1.1〜2.45	0.015

（Fecso AB, et al：Ann Surg 270：115-120, 2019より改変）

です。ビデオが残っていればこそ，後ろ向き研究であっても手術の出来栄えを評価することが可能となり，またその評価尺度を用いて繰り返し複数の検者がスコアリングをすることもできるので，使用した尺度の妥当性や正確性をも評価することができるようになります。この方法論については後述することにします。

● 論文例3：RCTでの手術手技を評価する

論文タイトル：Randomized clinical trial comparing 5-year recurrence rate after laparoscopic versus Shouldice repair of primary inguinal hernia

（Arvidsson D, et al：Br J Surg 92：1085-1091, 2005）

これは手術術式を評価する職人系RCTにおいて，その介入の質をきちんと評価したという世にも珍しい研究例です。タイトルのとおり，腹腔鏡による鼠径ヘルニア手術であるTAPP（transabdominal preperitoneal approach）法とメッシュを用いない従来法であるShouldice法を比較したRCTです。ヨーロッパではShouldice法がゴールデンスタンダードであり，TAPPの長期成績はそれまで示されていませんでしたが，この研究によってヘルニアの5年再発率がTAPP法，Shouldice法でそれぞれ6.6%，6.7%とほとんど同じであることが証明されました。

術式同士を比較する研究では，この研究のように結果に差がなければ特に大きな問題にはなりませんが，もし新規術式の成績が悪くなってしまったときには解釈が非常に難しくなります。つまり新規術式であるTAPP法の再発率が高いという結果が出た場合に，当然議論になるのはその術式

そのものに医学的欠陥があるのか，それとも術式は理論的に優れているけれども，新しい術式にまだ慣れていない術者が多いとか，難易度が高いために不完全な手術になってしまっているのかという議論です。

おそらくこの研究でもそのような結果が出ることを懸念してあらかじめ手術の手技を評価するという予防策を講じています。TAPP法の場合には腹腔鏡手術なので，ビデオを見ることで手術を評価することができます。この研究ではCooper靱帯を確認しているか，メッシュを正しく挿入しているかなど5項目を評価しています。Shouldice法に関しては腹腔鏡手術のようにビデオを撮影しませんので，第三者が評価者として実際に手術に入ってその手技を評価したようです。またメッシュも使いませんので同じ評価項目では評価しにくいため，TAPPとは別の4つの項目を設定しスコアリングしています。

結局，手術手技の得点は両群で差がなく，プライマリエンドポイントである5年再発率にも全く差がなかったので，解析において手技得点を調整する必要性はありませんでしたし，副次的解析として手術の得点が低い術者では再発率が高いことも証明されてしまいました。非常によく練られた研究であったと思います。

column 7　ビデオ動画がない場合どうするか

ビデオが残らない場合にはどのように手術の手技を評価したらよいでしょうか。

① 評価者が実際に手術を見学して評価
② 手術記録から手技を評価
③ 術後の身体所見・画像検査から出来栄えを評価
④ 術者自身が自己評価する

上記①〜④の方法が考えられます。既存研究は少ないのですが，米国ボストンのChildren's HospitalからPRISM Ⅲというスコアリングシステムを用いて手術手技を評価するシリーズ研究が報告されており，実際にスコアと術後のアウ

5　手術手技を評価した研究 | 153

トカムの関連が示されています。これは先天性心疾患の手術の"technical performance"を点数化する尺度であると説明されています。この尺度ではビデオ動画を評価するのではなく手術記録などから手術の手順を評価したり，退院前の心エコーやカテーテル検査の所見から出来栄えをスコアリングするものです。

　なかなか苦しい方法のようにも思われますが，ビデオがなければ致し方ないわけです。AV機器の進歩とともに手術ビデオが残されるようになってきて，手術手技そのものを評価する研究は今後増えてくることが予想されます。ビデオを評価するにはそれなりの手間がかかりますが，サンプル数はあまり多くなくてもしっかりした方法論で行えば本編で取り上げた論文例のように高インパクトの雑誌に掲載される可能性があります。

6 手術を評価する尺度

　では具体的に，手術を評価する尺度にはどんなものがあるでしょうか。たびたび登場しているOSATSですが，前述の論文例1に挙げた肥満手術を評価したBirkmeyerらの研究では，

> 丁寧さ（gentleness），組織の露出（tissue exposure），器械の使い方（instrument handling），無駄のない動き（time and motion），手術の流れ（flow of operation）の5つを1〜5点で評価し，その平均値を求めた。

と記載されています。

　しかし，論文例2のFecsoらの研究においては，

> 7つの項目について，最大5点で評価するので最高点は35点となる。29以上をhigh-performance，28点以下をlow-performanceとして評価した。

と記載されており，両者には食い違いがあります。そこでOSATSを開発したMartinらの原著を見ると，表3-3の7項目となっています。

　Birkmeyerらの論文ではこのスケールを若干モディファイして使用しているようでした。たしかに，OSATSの7項目だとKnowledge（知識）を問

154 | 第3章　手術手技そのものを評価する

表3-3 OSATSの評価項目（原著7項目）

Respect for tissue	組織を丁寧に扱っているか
Time and motion	動きに無駄がないか
Instrument handling	器械の取り扱いが適切か
Knowledge of instruments	器械に対する知識が必要か
Use of assistants	助手を有効に使っているか
Flow of operation and forward planning	手術の流れと方針が明確か
Knowledge of specific procedure	手技に関する知識は十分か

う項目が2つあります。彼らの論文はレジデントではなく専門医を対象にしているので，あえて知識を問う項目は外してビデオの評価に重点を置いたということかもしれません。

そのほかに，手術手技を評価する尺度としてGOALS (Global Operative Assessment of Laparoscopic Skills) があり，この尺度はDepth perception, Bimanual dexterity, Efficiency, Tissue handling, Autonomyの5つの項目について1〜5点で評価するものです。このGOALSも，各術式に応じて多少のモディファイをしながらいろいろな論文で利用されています。なお，前述したGERTは，主に手術のエラーを評価する尺度で，いくつかの項目について減点法で評価していく尺度です。

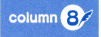

外科医にとってのnon-technical skillとは何か①

外科医の技量（スキル）を総合的に点数化し評価するのはなかなか難しいことです。もちろん外科医に限らず，スポーツ選手でも芸術家でも芸能人でも，そのスキルの評価基準を作ることは難しいでしょう。外科医のスキルには，大きくtechnical skillとnon-technical skillの2つがあると考えられています。technical skillは理解しやすいでしょう。外科医がまず特訓する糸結びなどはtechnical skillの代表例です。糸を"早く"，"緩まず"，結紮点に"過度の力が加わらないよう"に結ぶ必要があり，これらは定量的に評価することができるで

しょう。本編で紹介したようにOSATSの指標は，Respect for tissue, Time and motion, Instrument handling, Knowledge of instruments, Use of assistants, Flow of operation and forward planning, Knowledge of specific procedureなどが含まれており，主にtechnical skillを見ている指標であると言えます。ただし，OSATSの原著論文 (Martin JA, et al：Br J Surg 84：273-278, 1997) を見るとIntroductionには，**「外科の手技向上は，専門家としての知識と態度を身につけることと並行して行われなければならない」**と書かれています。非常に重要な一文で，ただ組織を剝離して鉗子を通して血管を結紮することだけに習熟しても手術ができるようになるわけではなく，疾患に対する深い知識と経験，難易度の高い長時間手術をマネジメントするための手順の合理化，チームのモチベーション維持など多角的な人間力が外科医には求められるといってよいでしょう。

　私が後期研修を行った病院は比較的専門性の高い手術を行う病院であったため，（もちろん私の実力不足もありますが）卒後4〜5年目の時期にあまり術者経験ができませんでした。周囲の同世代の外科医と比べて大幅に後れを取っているなと感じて焦ることもありました。しかし今になって思い返せば，たしかに"technical skill"のトレーニングは後れを取ったかもしれませんが，逆にnon-technical skillの部分を深く学んでいたような気がします。当時の手術手技などは10年以上経過した現在からみれば，高性能のエネルギーデバイスや腹腔鏡・ロボットなどの登場によって大幅に変わっています。当時の経験がいまだに役に立っていると感じるのは，画像所見と手術所見を対比する解剖学的な知識であったり，上手いと言われる外科医のリーダーシップの取り方，手術に対する姿勢など，non-technical skillの部分が大きいように感じます。いそがしい野戦病院に勤務して，とにかくたくさんの手技に触れることも重要ですが，それだけでは専門家にはなれません。どこかのタイミングで他者の手術や振る舞いをじっくり見て考える時間が必要です。今後，外科教育においてnon-technical skillの重要性を認識すること，そしてそれをどのように評価し磨いていくかというのはとても重要な視点になるでしょう。

6 手術評価尺度はどのように作成されるか

さて，手術手技を評価する研究例と尺度の種類をいくつか見てきましたが，やはり大きな疑問として残るのは，その尺度の妥当性でしょう。QOL研究に関しても尺度の妥当性について散々に議論してきましたが，ここでも「はたして**外科医の技量という主観的であいまいな概念を点数化できるのか**」という点について考えてみたいと思います。

 シワシワよ。お前は手術の手順をなかなか覚えられないな。そんなことじゃいつまでたっても一人前になれないぞ。

 はい……。すみません。

 む，いつになく元気がないな。何か言い訳はないのか？

 正直，自分のキャパの狭さにがっかりしているというか……。手術に入ってはノートに手順を書いたり，注意されたことをメモしたりして勉強しているつもりなんですけど，毎日たくさんの手術に入っていろいろな指導医の先生からいろいろなことを言われるので自分でも何が正しいのかわからなくなってしまうんです。

 ほう。そんなに指導医ごとに言っていることが違うかね？

 うーん，たぶん大きな根っこの部分は共通した哲学のようなものがあるんだと思うのですが，その表現の仕方や枝葉の部分がまちまちなので，初心者から見ると何が重要で何が重要でないのかがわかりにくいというか……。僕は特に要領が悪いんで，枝葉のことにとらわれて本質をつかみ切れていないということかもしれないのですが……。

 なるほど。たしかに消化器外科だと腹腔鏡手術がメインになって

きて，手取り足取りの指導というのがあまりなくなってきているね。ほとんどが言葉で説明して理解してもらわなくてはいけないし，感覚的な部分が伝えにくい場合もある。実は指導する側もいろいろ悩んでいるんだよ。

そ，そうなんですか……。たしかに，開腹手術のときは実際に運針のときの手首の角度を直してもらったり，左手で持つ組織をピンポイントで指示してもらえたりっていうことがありますけど，腹腔鏡だと指導医の先生の言っていることがすぐにわからないことも多いです。

そう。手術手技の細かい部分を言葉で伝えるっていうのはとても難しいことだね。しかしその反面，何度も繰り返しビデオを見直して，手順を覚えることができるし，最初はわからなかった解剖学的な位置関係をあとから振り返ってみることができる，腹腔鏡手術はそういうメリットも大きいから，いまはひたすらたくさんの手術指導に曝露されるしかないんだ。

はあ。頑張ります。たとえば，ある部位の組織を切るときに「ここは血が出やすいから，丁寧に血管を確認しながらエネルギーデバイスですこしずつ切っていけ」という指導と，「ここは血管の根部で一括に糸で結紮して処理すれば早いし簡単だ」という指導があったりします。前者のほうが仕上がりはきれいだけど，後者のほうがたしかに簡単で早いんです。こういうちょっとした手技の違いは好みの問題ですよね。

そうだな。前者のほうが丁寧に見えるかもしれないけど，意外に糸で結紮したほうが早くて出血も少ないかもしれない。

一つひとつの手技は小さな違いでしかないけれど，手術全体を通してみると手術時間はかなり違ってくるし，手術の質が同じとは

思えないんですね．こういうことが積み重なって術後合併症の発生とか癌の再発とかにかかわってくる可能性はないんでしょうか？

うむ．それは外科医にとって大変重要なテーマだ．丁寧さとか，慎重さ，手際のよさ，動きに無駄がないとか，そういう項目で外科医の手技を評価する尺度は存在するんだけど，その評価は極めて主観的だね．

はい．指導医の先生方は，お互いの手術手技に関してはあまり干渉しないし意見交換もしていないように見えるんですけど，いったい何が正しい手技で，何が危険な手技か，もっと指導医の間でも統一してくださると，こちらとしてもありがたいんですが……．まあ，そんなこと言っても無理ですよね．

いや．そうでもない．シワシワもシワシワなりに悩んでいるようだし，指導する側ももうすこし意見集約をしていく必要があるのかもしれないな．よし，一度外科のスタッフミーティングでお互いの手術手技について議論する場を作ってみよう．

そんなことできるんですか！？ なんだか，ヨボヨボ先生とかガミガミ先生とか経験豊富で立場の強い，声の大きい先生たちの意見に偏ってしまうような気がするんですけど……．

たしかに何の準備もなく議論をしていると，シワシワの言うとおり，立場の強い者，声の大きい者の意見に引っ張られてしまう危険がある．診療ガイドラインなどの作成でも，大事な臨床疑問に対してエビデンスが不足していることもあるので，複数の専門家がコンセンサスを形成して記述する必要が出てくる．こういうときに行われる意見集約の方法論があるんだ．今回はそれを使って，専攻医が身につけるべき手術手技の基本的な項目とは何か，

について考えてみることにしよう。

　手術手技のように，何が普遍的に正しいのかはっきりしないことについて，それでも一定のコンセンサスを形成する必要がある場合に，第一にDelphi法（デルファイ法）を行うことがあります。

　これは医療に限らず，教育，政策，企業・組織運営，軍事などの未来予測や意思決定の場でしばしば用いられる意見集約（コンセンサス形成）方法です。というより，そもそもDelphi法は1950年代の冷戦中に米国シンクタンクのRAND corporationが実験的に，「ソ連軍の戦略担当者の立場から米国の軍需生産に打撃を与えるための戦略と原爆の必要数」について専門家の意見集約を行った際に用いられたProject "Delphi"から発展しています。このプロジェクトについてはNorman C Dalkeyらの記した記録がウェブ上で読むことができます。医療現場ではその時点では正解がないという場面が多く，また検証実験もできないことが多いのが現状です。それでも何らかの意思決定や未来予測を行いながら，治療は進んでいかなければなりません。診療ガイドラインなどの策定においては，このような検証困難な意思決定についてコンセンサスを形成していく方法論が重要であり，Delphi法がしばしば用いられています。なお，Delphi法にもさまざまな批判があり，またModified Delphi法と言われるRAND/UCLA appropriate method（RAM）やNominal group technique（NGT）などの方法論も開発されています。

Delphi法を用いた評価尺度の開発

　特に手術の評価尺度の開発に関する医学論文ではDelphi法を用いた研究が多いので，簡単にその方法論について触れておきます。

　Delphi法は，ある命題についての質問に対して専門家が匿名で回答し，ファシリテーターがその回答を集計し，要約統計量をフィードバックしつつ，再度専門家の回答を依頼するという繰り返しによって成り立っています（図3-5）。

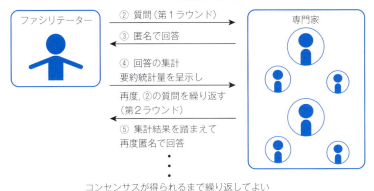

図3-5 Delphi法

　専門家は，集計結果を見て，自分の回答とほかの専門家の回答の集計結果を参考にしながら最初の回答を変更して回答してもよいし，そのまま変更しないで回答してもよいのですが，この繰り返しによって，専門家の意見が徐々に収斂されていくことになります。

ラパコレの評価尺度を作成する

　腹腔鏡下胆嚢摘出術（いわゆるラパコレ）の手術手技評価を行うための尺度を開発したいと考えたとします。ファシリテーターはラパコレの手術手技を評価するために大事なことをできる限り列挙します。この時点で，複数の専門家に意見を聞いてみてもよいです。たとえば，以下の項目が評価項目の例として挙げられます（表3-4）。

表3-4 ラパコレの評価に大切な項目

項目内容
ポート位置
体位
胆嚢挙上のやり方
Calot三角の展開
胆嚢管全周の剝離
胆嚢動脈のクリップ
胆嚢管切離の高さ
胆嚢の剝離層の適切さ
出血のコントロール方法
鉗子操作に無駄がない
胆嚢の取り出し方
助手への指示
適切なカメラ操作・視野の確保

　この中で，重要でない項目を削除したり，より重要な項目に重みづけ配点をしたりする必要があります。そこで，まず重要でない項目を削除して全体で8項目くらいに絞りたいというときに，専門家に項目の重要性についてアンケートで評価してもらいます（図3-6）。

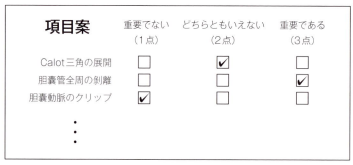

図3-6　質問例

　ここでは一例として3段階のリッカート式にしましたが，別に5段階でもVASでもかまいません。または，「選択肢のうち重要だと思われる項目を8つ選択してください」という形式でもかまいません。たとえば"重要ではない"は1点，"どちらともいえない"を2点，"重要である"を3点，などわかりやすいルールで集計してその結果を呈示します。今回の場合は1

〜3点の幅しかないので，平均値で示すこととします（表3-5）。

表3-5　各項目の得点集計

項目番号	項目内容	平均点	重要度
Item1	ポート位置	1.8	11
Item2	体位	2.2	7
Item3	胆嚢挙上のやり方	2.4	6
Item4	Calot三角の展開	1.9	10
Item5	胆嚢管全周の剝離	2.8	1
Item6	胆嚢動脈のクリップ	2.5	4
Item7	胆嚢管切離の高さ	2.1	8
Item8	胆嚢の剝離層の適切さ	2.7	2
Item9	出血のコントロール方法	2.1	8
Item10	鉗子操作に無駄がない	2.5	4
Item11	胆嚢の取り出し方	1.4	13
Item12	助手への指示	1.6	12
Item13	適切なカメラ操作・視野の確保	2.6	3

　このような集計結果を呈示し，再度それぞれの専門家に回答を求めます。こうすることで回答者は，自身の意見がグループ全体の中でどのような位置にあるかを知ることができ，必要に応じて意見を修正することが可能となります。

　あくまで立場の強い者や，自分の親しい者の意見に迎合したり惑わされたりすることなく，意見集約をすることが目的で，回答 → フィードバック → 回答……という繰り返しを，通常は2セットか3セット行います。質問形式は研究者が比較的自由に決めてよく，たとえば自由記載欄を設けてもっと重要な項目がないかを探索してもよいですし，極端な意見の者にはその理由を皆に匿名で開示し，再度検討してもらうという作業を行ってもよいでしょう。回答者が混乱しないようにあらかじめルールを決めておきそれに従って結果をフィードバックすることが大切です。

　このようにして，手術の評価項目を決定したら，次に一つひとつの項目について，スコアリングの定義も決めていきます。たとえば，「胆嚢の剝

離層の適切さ」という項目であれば，胆嚢を穿孔した（0点），穿孔はしていないが肝実質に切り込んだ（1点），部分的に誤った層を剥離している（2点），正しい層で剥離している（3点）などと，評価者間の誤差がなるべく少なくなるように明確なスコアリングの基準を設定していきます。

8 何をもって「コンセンサスを得た」とするのか

　さて，Delphi法による意見集約を2～3ラウンド繰り返したあとに，はたして何をもって「コンセンサスを得た」とするかは難しい問題です。有名な論文ですが，GrahamらはDelphi法を用いた診断基準の策定において，専門家パネリストたちの意見がコンセンサスに至ったかを評価する指標として，第2章の尺度開発の解説で“信頼性係数”として登場したCronbachのα係数が有用であるとしています（Graham B, et al：J Clin Epidemiol 56：1150-1156, 2003）（Cronbachのα係数については第2章 p.113参照）。つまり専門家パネリストらの回答の均質性を評価する統計学的な指標としてこの信頼性係数が利用可能だということで，実際にPalterらの作成した腹腔鏡下大腸切除術を評価する尺度開発研究においては，ラウンドごとに専門家らの回答結果について回答の均質性をCronbachのα係数を計算し，その係数が徐々に上昇し，0.8を超えた時点でコンセンサスを得たとしています。

　尺度の内的な検証（その尺度は誰が利用しても同じような結果になるのか）を行うには，実際に何名かの評価者に依頼して，その尺度を用いて手術ビデオの評価を行ってみるとよいでしょう。その結果，評価者間の信頼性（inter-rater reliability）やκ係数を算出することで，その尺度の信頼性を推定することが可能になります。そして内的な検証を終えたら，最終的には外的な妥当性も見てみるとよいでしょう。つまり，実際に手術や術者を評価してみて，そのスコアと術後合併症や出血量などの外的な基準との相関を確認するわけです。

　Delphi法を理解するためには，どんなテーマでもよいので一度6～7人の専攻医仲間などで実際にやってみるとよいでしょう。いろいろな発見があると思います。たとえば，**「手術の難易度を決定する重要な因子は何か」**

164 | 第3章　手術手技そのものを評価する

といったテーマはいかがでしょう？ 特定の術式にフォーカスして議論してもよいですし，外科手術全般に言えるような大きな視点での議論でもよいでしょう。まずは手術の難易度を決定するような因子・項目を抽出し，その重要度について意見集約してみましょう。よくよく考えてみると手術の難易度とは何か，というのはなかなか奥深いテーマで，ぱっと正解にたどり着くことは困難です。このような場面でDelphi法は1つの方法論として知っておくべき手法と言えるでしょう。

Delphi法の欠点

次にDelphi法の欠点や限界点についても考察してみましょう。どのようにパネリストとなるエキスパートを選定すればよいか，意見集約に必要なエキスパートの人数はどの程度必要か，またはどの程度が最適か，意見が集約できなかった場合（ラウンドを繰り返してもCronbachのα係数が低いまま）にどうするか，両極端の意見が拮抗するような場合にどうするか，パネリストのモチベーションに明らかな差がある場合などいろいろな問題点が出てくることもあります。

Delphi法を開発したのは前述のとおり米国RAND社のNorman C Dalkeyらですが，そのDalkeyはこのような問題点についてよく理解しており，のちにカリフォルニア大学ロサンゼルス校（UCLA）に移籍しコンセンサス形成法についてさらに研究を進めていきます。現在はmodified Delphi法として，RAND/UCLA appropriate method（RAM）が開発されており，"The RAND/UCLA Appropriateness Method User's Manual"で検索するとその方法が詳細に書かれた説明書をウェブ上で入手することができます。100ページ以上の英文のPDFファイルになっておりすべてを読むのは大変ですが，ここにはエキスパートパネルをどのように構成するかなど詳細が書かれています。単一の診療科（たとえば泌尿器科）だけでなく多職種も含めることや，社会的立場（寄付金をもらっているなど）などのチェック，場合によっては多国籍での意見集約を推奨しています。パネリストの最適な人数は9名とされています。これは意見の多様性を許容しつつ，全員が議論に参加できる最小限の人数と考えられているようです

8 何をもって「コンセンサスを得た」とするのか | 165

が，実際にRAND/UCLA法を用いた医学論文では7〜15人程度の参加人数の幅があるようで，ある程度は研究のテーマや研究者の裁量で決めてよいように思われます。いずれにせよ，コンセンサス形成のためのミーティングに参加を依頼する場合，その目的や意義，方法論についてパネリストに十分に理解してもらう必要があります。この点が研究者（ファシリテーター）の力の見せ所であり入念な準備が必要になります。

外科医にとってのnon-technical skillとはなにか②

前回のコラム（p.155）で，外科医の技量を評価するにはtechnical skillとnon-technical skillの両方を認識する必要があると述べました。本編では最近は手術手技がビデオ動画として保存されることも増えてきてtechnical skillを評価することが可能になってきたということ，そしてOSATSをはじめとする確立した評価尺度があることについて述べました。

では，non-technical skillの部分を評価する指標はあるでしょうか。これは英国のアバディーン大学が発行したThe Non-Technical Skills for Surgeons (NOTSS) Systemという有名な評価指標があります。下記の4つのカテゴリーにつき3つずつの評価項目があり（計12項目），4段階で評価されます：

表　The Non-Technical Skills for Surgeons (NOTSS) System

Situation Awareness	Gathering information Understanding information Projecting and anticipating future state
Decision Making	Considering options Selecting and communicating option Implementing and reviewing decisions
Communication and Teamwork	Exchanging information Establishing a shared understanding Co-ordinating team activities
Leadership	Setting and maintaining standards Supporting others Coping with pressure

大カテゴリーとして，状況認識(Situation Awareness)，意思決定(Decision Making)，意思疎通とチームワーク(Communication and Teamwork)，リーダーシップ(Leadership)があります。小項目はすこし抽象的な表現がありますが，これらの細かい事例について，NOTSSのマニュアルには詳細が記載されています。たとえば，Coping with pressureの項目ではよくない言動として「他人のエラーを責める，個人に責任を求める」などと書かれています。自分が手術室でどう振る舞っているか，振る舞うべきなのか，一読しておく価値はあるでしょう。興味のある方はぜひ本文をご参照ください。ウェブで検索するとPDFファイルがダウンロードできます。

7　手術のトレーニング・ラーニングカーブに関する研究

さて，シワシワも外科医になってこの1年でかなりのアッペを切ったんじゃないか？

そうですね，僕が当直をしているとなぜかアッペが多いんですよ。ギラギラくんはなぜか胆嚢炎ばかりですけど。結局，この1年で30例やったことになります。おかげさまで手術時間もだいぶ短くなってきた気がしますよ。

うむ。すぐ調子に乗るところがまことに軽薄なやつだが，たしかに昨日の手術はなかなかの手際だったな。しかしたかがアッペ，されどアッペとはよく言ったもので，30例の中には大変だった症例もあるだろう？

はい。回盲部に膿瘍を作ってしまっているような人が何人か来ましたね。こちらとしてはいい勉強をさせてもらってる感じで，回盲部切除もやらせてもらったりして……。

そうだろうな。では，シワシワの虫垂切除術についてラーニングカーブを見てみようか。

ラーニングカーブですか？ なんですかそれは？

なんだ，そんなことも知らんのか。技術習得にかかる時間をグラフにして可視化するんだ。そのグラフの曲線をラーニングカーブと呼ぶ。たとえば，シワシワの経験した虫垂切除術の手術時間を時系列でグラフにしてみなさい。

はい。30例の手術症例をX軸上に時系列に並べて，手術時間をY軸にしてグラフにしてみました。

うむ，ここでちょっと見やすくするために，Y軸を上下反転させるぞ。こんな感じになる（図3-7）。

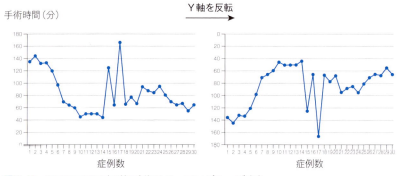

図3-7 シワシワ君の虫垂切除術のラーニングカーブ（1）

はい。なんか変なグラフですね。

変なことないぞ。これは典型的なラーニングカーブを表している。
では，わかりやすく5例ずつ区切ってみてみよう（図3-8）。

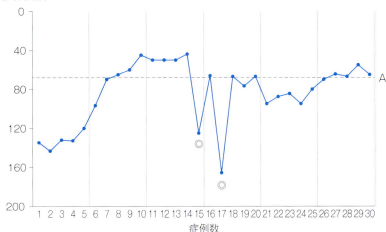

図3-8　シワシワ君の虫垂切除術のラーニングカーブ (2)

最初の5例は2時間以上かかっている。なかなか苦労しているようだが，それを超えると急激に手術時間が短縮されて10例目では45分で終わっている。そのまま，いい調子でいくのかなと思っていたら，15例目と17例目でガクッと落ち込んでいる。◎のところだね。この2例はどんな症例だったのかな？

そうです，この2例が膿瘍形成していて，結局回盲部切除になった症例です。

そういうことだ。その後はふつうの虫垂炎だったようだけど，10例目前後のころと比べると，すこし時間がかかっている。特に，21例目から25例目のところでは90分くらいになっていて，全盛期のころの倍くらい時間がかかっているね。

はい，大変な症例を経験した直後でちょっと慎重になっていたというのもありますし，このころの症例は結構患者さんの体格がよ

7　手術のトレーニング・ラーニングカーブに関する研究 | 169

くて内臓脂肪が多くてやりにくかったり，炎症が強くて小腸の癒着があったり埋没縫合がやりにくかったりで，時間がかかる症例が多かったんです。

そう。そして，最後の5例ではだいたい60〜70分程度におさまってきているね。いいかい，破線で示したライン（A）は当院で昨年外科専門医を取った3名の専攻医の平均手術時間なんだよ。シワシワは初心者だから，最初のころは炎症が軽微で患者の体格もやりやすいような簡単な症例ばかりが割り振られていたわけだ。それで，10例目くらいまではググっと手術時間が短縮して，平均値よりも短い時間で終わるようになっている。これは，実はシワシワの上達が早いのではなくて，簡単な症例ばかりが割り振られていたことと，指導医のサポートが手厚かったことが主な理由なんだ。

そういえば，指導医の先生が二人がかりで助手に入ってくれたこともあったような……。

そういうことだ。だからいい調子でできるようになってきた。ところが，だんだん慣れてきたところで，15例目あたりからそれなりに炎症の強い症例が割り当てられるようになってきたわけだ。それで手術時間がずいぶんと長くなっている。

いや，この2例は本当につらかったです。できるようになった気でいたんですけど，やっぱりできてないなって実感しました。

そうなんだ，いったんここでラーニングカーブは落ち込むことが多い。それが当たり前なんだ。慣れてきたところで，難しい症例にチャレンジするようになるからね。そして，徐々に炎症の強い症例もできるようになってくるんだけど，やっと平均値に近くなってくるのが26〜27例目あたりだろうね。このグラフを見る

と，どうやら虫垂炎の手術が安定してできるようになるまでには30例近く必要だということがわかる。

なるほど……ラーニングカーブというのは徐々に上がっていくわけではないのですね。いったん上がって，下がることがあると。たしかに言われてみるといちいち納得できますね。

ま，実際にはいろんなパターンがある。こういうのは実際の患者さんの手術にかかった時間で評価するものと，シミュレーターを使ってデータを取る研究もある。さっき言ったように初学者には指導医の手出しも多かったり，教育的にわざと時間をかけて教えたりと，どうしてもいろいろと複雑な状況が影響してしまうので，なかなか専攻医の技術習得をきれいにラーニングカーブを示すのは難しいことが多いんだ。その点ではシミュレーターを用いて縫合結紮にかかる時間を測定したりする研究のほうがやりやすいのは事実だね。

なるほど……僕みたいな専攻医の自分自身のデータが臨床研究のネタになるなんて考えたこともなかったなぁ……。

ラーニングカーブとは何か

"ラーニングカーブ"とは，もともと産業の分野で1940年ごろから使われるようになった言葉で，最初は飛行機の生産とコストを比較してなるべく大量に飛行機を作ると材料が安くなるだけでなく，労働者の技術も向上して製造にかかる作業時間が短縮でき，品質も向上するなどの分析がなされたのが端緒と言われています。その後，1980年代に入って，外科の手術手技教育に関するラーニングカーブの論文が散見されるようになります。この時代，内視鏡を用いた低侵襲な手術が発展し始めたことから，全く新しい技術をいかに教育するか，そして安全性を保ちながら普及させるかという点に興味がもたれるようになっていくのです。

新しく導入された技術は，最初のうちは従来法よりも慣れていないために思わぬ事故が起こりえます。その成績は，従来法よりも悪く出てしまいますが，徐々に手技に慣れてくると，そのメリットが発揮されて従来法よりもよい成績を安定して出せるようになります（図3-9）。

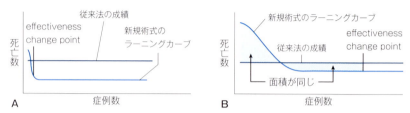

図3-9　新規術式のラーニングカーブとeffectiveness change point
（van Workum F, et al：World J Gastroenterol 24：4974-4978, 2018より転載）

　この導入時期から従来法の平均値を凌駕するまでの面積と，その後の安定期の経過時間によって得られるメリットが同等となる時点をeffectiveness change pointと呼びます。図3-9Aは比較的習得が容易な手技であり，図3-9Bは複雑で難易度の高い手術のパターンを示しています。このように考えると，新しい技術の導入にはある程度の犠牲が払われていることになります。従来法で今後もずっと治療を行っていれば一定の結果が担保されているにもかかわらず，あえて新しい術式を導入することでその時期に手術を受けた患者さんには誠に迷惑なことながら，従来法よりも悪いアウトカムになってしまうことがあるということです。
　実際のデータはありませんので聞き知った話なのですが，胃癌の縮小手術として幽門保存胃切除術（pylorus-preserving gastrectomy：PPG）という術式があり，この手術の導入当初はあまり術後経過がよくなかったようで，むしろふつうの幽門側切除のほうが術後の食事摂取量がよかったということでした。本来は，胃を大きく残すことで術後の残胃機能を向上させることができるという理屈でPPGは行われたのですが，最初の20～30例の結果をまとめたところではとてもよいとは言えない結果だったそうです。しかし，先達の外科医たちがさまざまな苦い経験をしつつも粘り強く

手術の工夫を続け，細かい血管や神経を温存することや，肛門側の残胃をある程度大きく残すことなどの手技上のコツが明らかになってきました。そして，徐々に術後の機能が改善し，現在では数多くの施設でPPGが行われるようになりました。

　おそらく，消化器外科以外の領域でも同じような変遷をたどって徐々に標準的な術式として定着してきたような手術が数多くあるのではないかと思われます。最近では腹腔鏡やロボット手術などの全く新しいアプローチで行う手術などがそれにあたると思います。実際，腹腔鏡手術やロボット手術を対象にしたラーニングカーブの論文は枚挙にいとまがないほど検索されます。

典型的なラーニングカーブ

　先ほどシワシワ君の曲線例が出ましたが，もう一度おさらいしてみましょう。典型的なラーニングカーブは図3-10のような曲線を描くことが知られています。一度くらいは見たことがあるかもしれませんが，横軸のlearning effortには，経験した症例数や，修練に要した時間などの変数が用いられ，縦軸のlearning outcomeには手術時間や出血量などの変数が用いられることが多いです。要するに，たくさん経験すれば上手になる，という事実をグラフにしてわかりやすく提示したものです。

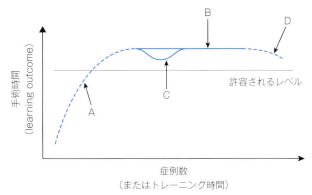

図3-10　典型的なラーニングカーブ

最初のカーブ（Aの部分）をinitial（またはprimary）learning curveと言い，最初にいろいろなことを習得してぐんぐんと成長する時期です。ただしもともとの知識や能力には個人差が大きいので，この部分の曲線もいろいろな経緯をたどります。ゆっくりと傾きが立ち上がる者もいれば，ググっと急激に立ち上がる者もいるでしょう。

　Bの部分はほぼ曲線がプラトーに達する状態となり，この部分をexpert plateauと呼びます。この"expert"というのは，意味合いとしては手術の上手な人ということではなく，一定のレベルで上達がストップする状態を指します。誤解を受けやすい用語ですが，このプラトーに達した場合には同じトレーニングを繰り返しているだけではこれ以上のアウトカム向上が望めないという状態を指しており，ここから先に行くためには全く別の視点での教育・トレーニングが必要だということを意味します。たとえば，新しい道具を使う，助手とのコミュニケーションや役割分担を変える，手術室のほかのシステムを変えるなど，多角的な視点が必要になるでしょう。

　そして，オラオラ先生とシワシワ君が言っていたように，一時的に下手になったように見えるポイントがあります。Cの部分がそれにあたりますが，この部分をsecond learning curveと呼びます。

　さらに，Dの部分ではすこし曲線が下がっています。これはどうしたことでしょうか。このグラフよりも実際にはもっと時間経過があとになるとは思いますが，やはり年齢を追うごとに視力や体力が衰えるために，最後のほうで曲線が下がってしまうのだということになっています。このDの部分は加齢による認知機能，記憶力の低下，注意力の低下などの研究で明らかになっており，手術においても悪影響を及ぼすのではないかという懸念から，カナダ，アイルランド，インドでは外科医の定年は65歳，ロシア，中国では60歳とされています（Bhatt NR, et al：Br J Surg 103：35-42, 2016）。

　外科手技に関するラーニングカーブの研究はほとんどがinitial learning curveを対象としています。一定の水準（acceptable standard）に到達するためには，どのくらいの症例数または時間を要するかを視覚的に示す研究です。このような研究で問題となるのは，やはり「アウトカム」なのです。

Y軸に相当するlearning outcomeにはどのような変数が適切でしょうか。最も一般的なのは、オラオラ先生とシワシワ君がグラフにしていたように「手術時間」をもってくるものが多いです。手術時間はたしかに手術のスムーズな進行を反映する最もよい指標かもしれません。しかし一方で、手術の習熟度以外にも手術時間に影響を与える因子はたくさんあります。胆嚢摘出術で言えば、まず胆嚢の炎症の程度、解剖の破格、過去の手術歴、患者の体格、皮下脂肪や内臓脂肪の量などなどたくさんの患者因子が影響を与えます（今まではこのような因子を評価する研究が多かった）し、手術枠（緊急または待機手術）の問題もあるかもしれません。このような因子が経験症例数と、アウトカム双方に影響を与える交絡因子となりえることは容易に想像がつくでしょう。オラオラ先生が言っていたように、最初は簡単な症例、だんだん難しい症例を割り当てていくのが当たり前だからです。このような因子を調整せずにラーニングカーブを提示したとして、はたして得られる結論は何でしょうか？

ラーニングカーブに関する臨床研究

ラーニングカーブを示した論文の多くは交絡調整が行われておらず、単なる記述統計を示すにとどまっています。一番の問題点は、**initial curve がsteepness（急峻）であったときに、これはその外科医の技術習得が早いということなのか、それともその手術が簡単であるということなのかがわからない**ということです。つまり特定の術式について複数のレジデントの手術時間と経験症例数をグラフにした研究は多数ありますが、これだけでは

1. 提供している教育のプログラムが優れている
2. 特定の術式を習得するうえでの難易度の指標

のどちらを表しているのかがわからないのです。たとえば、ある教育病院では、腹腔鏡下結腸切除術（laparoscopic colectomy；LC）のトレーニングをさせるためには、以下の条件で行っているとします：

> **教育プログラムの例**
>
> 〈LCの術者をやるまでの条件〉
> ・開腹手術を20例経験する
> ・LCの助手を20例経験する
> 　（ビデオを見てレポートにまとめ，指導医にチェックを受ける）
> ・オラオラ先生のレクチャーを2時間受ける
> ・ドライボックスでの結紮トレーニングを行う
> 〈修練医がLCを執刀する場合の患者条件〉
> ・最初の10例はBMI 20以下かつステージIまで
> ・ASA-PS 3以上の症例は除外

　このように明確なルールが示されていれば，ある程度均一な条件下でのラーニングカーブを見ていることになり，教育プログラムの適切さを示すことができるかもしれません。ただし，比較対象がないとわかりにくいので，このプログラムを導入する前と後で，ラーニングカーブを比較してみるというのもよいでしょう。実際に私自身はそのような研究をしたことがありませんが，仮説としては適切なプログラム内容であればおそらくセオリーどおりのラーニングカーブを描くことになるでしょう。

　一方で，いろいろな術式についてラーニングカーブを描いてみると，initial curveの傾きによって，その手術の難易度を推定することができるかもしれません。しかし，これも単施設の少ないサンプル（2〜3人の修練医を対象とするような）では，それぞれの術式の指導状況が全く異なる可能性がありますので，一概に術式間の比較をすることはできないでしょう。たとえば胃切除を教える指導医はとても丁寧に手取り足取り教えているが，大腸切除の指導医はすぐに取り上げて指導医が手術を進めてしまう，などの指導内容の差が大きいことが予測されるからです。

　さらにもうすこし付け加えると，教育プログラムや術式の難易度以外にもう1つ大事な要素として，修練医個人の能力という問題があります。手先の器用さ，手術への意欲や知識，物覚えの速さなどです。このようにラーニングカーブの研究は，単に過去の研修医のデータをグラフにしただ

176 第3章　手術手技そのものを評価する

けのものではいったい研究者が何を言いたいのかわからないというものが多いです。ここでも，PECOの基本に立ち返って，「何が」「何と比べて」，どんなアウトカムで優れているのか（または劣っているのか）を明確にしたうえで研究計画を立てる必要があるのです。

　最後にラーニングカーブの縦軸すなわちアウトカムについて考えてみましょう。一般的には手術時間が用いられることが多いと述べましたが，それ以外にどんな指標があるでしょうか。手術時間の短縮というのはあくまでも真のアウトカムに対するプロセスの1つと考えられるので，**ラーニングカーブの研究において手術時間は"プロセス指標"と言われます**。手術トレーニングの真のアウトカムとはいったい何でしょうか。レジデントが手術のトレーニングを受ける第一の目的は，手術時間を短縮することでも出血量を減らすことでもないはずです。真の目的は，手術死亡を減らすことや，術後合併症を減らすこと，癌の治療で言えば再発率や生存率を高めること，良性疾患なら症状の改善や機能回復にあるはずです。本来はラーニングカーブの縦軸にくる変数はこのような真のアウトカム指標が望ましいとされています。しかしながら，これまで本書で長い時間をかけて学んできたように，このような指標を測定するのは時間や手間がかかったり，発生までに長期間を要したり，そもそも測定が困難なものも多いでしょう。横軸が30例程度のラーニングカーブにおいては，手術時間のようなお手軽なプロセス指標を代替エンドポイントとして利用せざるを得ないというのが現状なのです。ただし，**「手術手技そのもの」を評価する妥当性ある尺度が確立してくれば，各手技のスコアリングを縦軸とし，一定の合格点に達するまでの時間や症例数を描くラーニングカーブを示すことができる**かもしれません。今後そのような臨床研究が出てくることを期待しています。

7　手術のトレーニング・ラーニングカーブに関する研究 | 177

column 10 外科医も脳トレが必要

　最近では，手術のトレーニングにおいて，事前のcognitive trainingが重要であるとする論文が散見されるようになりました。たとえば，Raisonらはcognitive trainingがロボット手術のスキル（technical skill）を向上させたというRCTを報告しています（Raison N, et al：BJU Int 122：1075-1081, 2018）。"cognitive training"とはいったい何でしょうか？　直訳すれば認知訓練ということになりますが，そのほかにもbrain training，mental training，image trainingなどの用語が同じような意味で使用されているようです。日本語でも俗に"脳トレ"などと言われるさまざまな方法論やツールが議論されています。Immenrothらはmental trainingが腹腔鏡下胆嚢摘出術の技術を向上させたというRCTを報告していますが（Immenroth M, et al：Ann Surg 245：385-391, 2007），たしかに実際のシミュレーターを用いたトレーニングよりも頭の中だけのイメージトレーニングのほうが効果は高いということであれば，コストが抑えられ，いつでも・どこでも訓練ができるという大きなメリットがあります。

　外科の世界ではあまり一般化していませんが，イメージトレーニングやメンタルトレーニングはスポーツの世界でも重視されています。実際にImmenrothらの研究ではスポーツ心理学者の専門家も参加しています。トレーニングの詳細の内容は研究によってもさまざまですし，実際のトレーニングの様子は論文からはよくわかりませんが，手術の全体の流れ・手順，手技の注意点を頭の中で繰り返しイメージすることが重要だと考えられます。

◼️本章のまとめ

　外科医の技術や手術の出来栄えを評価する方法論について考えてみました。これまでは手術の技量を直接評価することは難しいと考えられていたので，臨床研究においては手術の質が一定に保たれていることを示すために，参加施設のボリューム，外科医の執刀経験数，専門医資格の有無などを間接証拠として論文に記述してきました。しかし近年，鏡視下手術が普

及したことで，動画を利用して外科医の技術を直接評価する研究が登場し始めました。今後は，動画から術者の技量や手術の出来栄えをいかに評価するかという研究が注目されていくでしょう。

第3章 のまとめ

- 術者の技量によってアウトカムに差が出るという研究がある。
- 術者の技術を直接的に評価するための確立した方法はないが，OSATS（Objective Structured Assessment of Technical Skills）のような本来レジデントを評価するための尺度を代用している研究が多い。
- 手術のエキスパートから，技術を評価するためのコンセンサスを形成するための方法としてDelphi法がある。
- 施設ボリュームが多ければ手術の成績がよいという意見には多くの外科医が同意するものの，そのメカニズムを追求した臨床研究は少ない。
- ボリュームとアウトカムの関連を評価するためには，患者背景の調整だけでなく，その他のStructure＆Processを含めた評価が必要である。
- ラーニングカーブ研究の多くはアウトカムにプロセス指標が採用されている。

第4章

手術を評価するQOL研究

1 急増するQOL研究

　第2章で患者報告型のアウトカム（PRO）について述べました。**PROと言えばQOL研究**をイメージする臨床医は多いでしょう。臨床医をしていてQOLという言葉を使ったことのない者はいないというくらい，QOLは日常的に親しみのある言葉です。また学会発表などでもQOLという用語を用いる発表が多く見られます。PubMedを利用して検索すると，「quality of life」という用語は1963年に医学論文において初めて登場し，1975年以降急激にその検索ヒット数は増加します。1997年以降になると年間500編以上もの医学論文が検索されるようになり，その傾向は現在まで続いています（図4-1）。

　数だけでなく，全体の医学研究論文に対するQOLというキーワードを含む論文の割合も増加傾向にあります（図4-2）。外科領域に絞って，いくつかの雑誌に対象を限定して検索をかけてみてもquality of lifeを扱った論文は安定して増加の一途をたどっており，全体の3.5％にまで上昇しています。もしかしたら外科医は比較的QOLに興味をもっているということかもしれません。

シワシワ君：患者目線の主観的なアウトカムを測定するって素晴らしいですね！

オラオラ先生：ほう，シワシワはそういうデータをとるような研究をしてみたいかね？

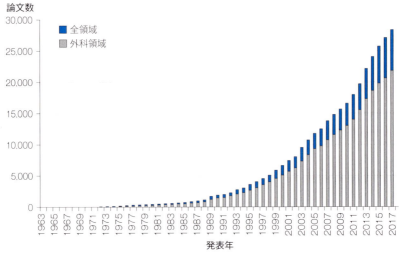

図 4-1　QOL をキーワードに含む論文数
注：あくまで QOL を検索ワードとしてヒットする論文数であり，実際に QOL を測定・評価している論文とは限らない。

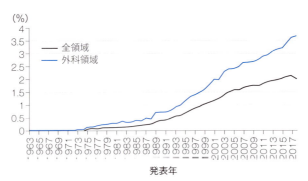

図 4-2　QOL を扱った論文の割合

はい。ぜひやってみたいと思います。患者さんの生の声をデータにするなんて，ワクワクするし，なにより結果が直接的に患者さんの役に立ちそうじゃないですか！ CRP 値がちょっと低いとか，入院日数が 1 日短いとか，そういうことより患者さんの長期的な QOL がどうなってるのかなーとか，そういうことが大事なんだ

と思います。

まあ，最初は多くの人がそう思うんだよ。では試しに，その長期的なQOLとやらをアウトカムとするような手術評価の臨床研究の具体例を考えてPECOで示してごらん。

具体例ですか。そうですね，たとえばこんなPECOはどうでしょう。

P：大腿骨頸部骨折患者
E：24時間以内の早期手術
C：24時間以降の手術
O：術後6か月時点のQOL

ガポガポ病院に当直バイトに行くと救急車を断っちゃいけないんで，結構大腿骨頸部骨折の患者さんが来るんですよね。バイトは夜間と土日なんで，どのタイミングで整形外科の先生を呼べばいいのか迷うことがあるんですよね……。もちろん早く手術したほうがいいんでしょうけど，施設ごとに緊急手術の体制にはいろいろな事情もあるから，すぐに自分の施設で手術できないのであればほかの施設に送るとかの判断も必要になってくると思うんですよね。

パッと思いついたにしてはなかなかよいRQだね。さっそくアウトカムについて考えてみようか。術後6か月後のQOLをプライマリエンドポイントにするというのがシワシワのこだわりというわけだね。では，ほかにどんなアウトカムがあるだろうか。

はい。思いつくアウトカムはこんな感じです。ハードアウトカムと，ソフトアウトカムに分けて書き出してみました（表4-1）。

おお。シワシワもなかなかどうして臨床研究者っぽくなってきたではないか。特にADLとQOLを分けて考えたり，家族や医療者

1 急増するQOL研究 183

表4-1 大腿骨頸部骨折の手術アウトカム

ハードアウトカム	ソフトアウトカム
・術後合併症の発生割合 ・在院日数 ・術後〇か月時点の歩行機能 　（歩行速度・6分間歩行距離・TUGテスト） ・術後〇か月時点の筋力・下肢骨格筋量 ・コスト	・術後1か月後の痛み ・ADL ・QOL ・家族の負担 ・医師（医療者）の負担 ・職場復帰状況

の負担なんて項目はなかなかシブい着眼点だな。

緊急手術に関してはやはり家族や本人としては当然早くやってほしいと思っているし，医療者側には救急体制やマンパワー，それからコストの問題もあるから，このあたりのデータを抜きに語るのはフェアじゃないかなと思います。ただやっぱり"真の"アウトカムになりえるのは，術後ある程度時間がたって機能が安定した時期でのQOL評価じゃないかと思うんですよ。

うむ。その意見は至極まっとうだと思う。ではもうすこし突っ込んで聞くけど，大腿骨頸部骨折後の患者はどうしてQOLが下がると思っているのかな？

それはもちろん，下肢が不自由になるからQOLが下がるんだと思います。

もっと具体的に，どういうメカニズムでQOLが落ちるんだい？

ですから，下肢の筋力が落ちたり，歩くと痛みが出たりして歩くスピードが落ちたり，身の回りのことが自分でやりにくくなる，着替えが自由にできないとか，トイレに行くのが大変とか，買い物に行けないとか，そういうことですよ。

じゃあ実際に，下肢の筋肉量を体組成検査で調べたり，歩行速度を測定することができるわけだから，そういうハードアウトカムを比較すればいいんじゃないかな？
俺が聞きたいのは，なぜメカニズムの上流に位置するもっと直接的なアウトカムを比較しないのかということなんだ。そのほうが差が出やすいのじゃないかな？

まあ，そうですね……。でも，そういう影響が本当に日常生活に支障をきたしているのかというのが知りたいということじゃないでしょうか？ 両群間で多少の筋肉量の差があったとしても，最終的に患者さんが感じる日常生活の負担があまり変わらないという可能性がありますよ。そういうのを調べることがPRO評価の意味なんじゃないんですか？

しかし，社会活動や精神活動への影響というのが本当に骨折によるものなのか，それ以外の要因がないとは言えないんじゃないかな？

どういうことですか？

たとえば，これは駿河湾にそそぐ安倍川の支流を見ている図だ（図4-3）。

安倍川って，あの安倍川もちで有名な河川ですね！

そうだ。安倍川は有名な清流だが，藁科川や丸子川などの支流も受けて最終的に駿河湾にそそぐわけだ。だから安倍川の下流で釣れた鮎が，必ずしも上流の安倍川から泳いできたとは限らない。もしかしたら藁科川から泳いできた魚かもしれない。

はあ……。

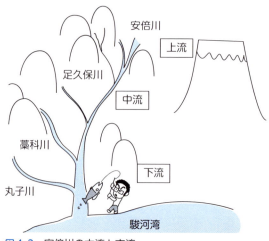

図4-3 安倍川の本流と支流

つまり何が言いたいかというと，以前に骨折をした患者さんのQOLスコアが低かったとしても，それが必ずしも骨折による影響を見ているとは限らない．たまたまQOL調査のときに別の病気を患っているかもしれないし，逆にQOL調査を実施する直前に，1億円の宝くじに当たったらどうだ．QOLのスコアが上がってしまいそうではないか（図4-4）．

それはまた極端な話ですね……．

そういうライフイベントはいくらでもある．孫が生まれたとか，仕事を退職したとか，配偶者と死別したとか．そういうことがQOLスコアにも影響してしまうから，こういう要因に偏りがないか調べておかないと比較の妥当性が得られないのじゃないかね？

うう……．それを調べるのは結構大変ですね……．でも，そんなことを言っていたらいつまでたってもQOLの研究なんてできないじゃないですか！

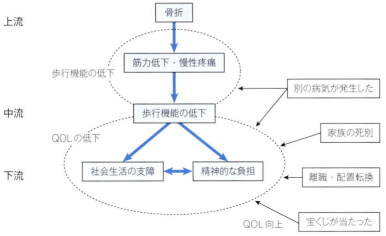

図4-4 下流は支流からの影響を受けている

まあまあ，そう逆切れするな。いいかい，QOLをアウトカムにする研究というのはとっても魅力的に感じる。でもやっぱりQOLを測定すること自体が難しいに決まっているから，安易に手を出してはいけない。その研究限界をよーく知っておき，なるべく無理のない研究に落とし込んでいかなければいけない。

はぁ。QOLって個人の主観によるものだからちゃんと測定できているかわからないってことが大きな限界ですよねー。

うむ。QOLを扱う研究者には，**アウトカムとしてのQOLそのものを研究する人**もたくさんいるんだ。いまさら身長や体重の測り方を研究する臨床医はいないだろう？ でもQOLは，まだ**測り方を議論している段階**だ。アウトカムとして成熟していないから，いろいろな人の意見を聞きながらデータのとり方，分析の仕方についても常に勉強して，自分の領域で深めていかないといけないんだ。

なるほど，それこそがアウトカム研究というわけですね。

2 究極のアウトカム"QOL"について考える

　患者から得られる主観的なデータをPROと呼び，手術を評価する"真の"アウトカムになりえることを第2章で説明しました。PROの代表格はなんといっても"QOL"でしょう。QOLとは簡単に言えば「あなたの幸せ度」を意味しますから，QOLを追求することこそ人生の目標と言っても過言ではないでしょう。

　そういう意味でQOLは"究極のアウトカム"であり，QOLをアウトカムにする臨床研究は，究極の臨床研究と言えるのです。外科医としても，手術によってQOLをすこしでも維持したり高めたりすることができれば本望と言えるでしょう。

　ところが残念ながら，わが国ではQOLに関する取り組みはあまり盛んではありません。たとえば欧米の罹患数が多い乳癌や肺癌では多くのQOL調査が報告されているのに対し，東アジアでの罹患数が多い胃癌や食道癌ではQOL関連の論文数は少ないです。また，外科領域だけでなく，透析患者を対象にした国際共同のコホート研究（DOPPS）のデータなどを見ると，ほかの先進国と比較してわが国は最もQOL調査を行っていない国であることがわかります。日本人はあからさまな言語表現を嫌う文化があるのでアンケートでQOLを評価することはできない，などという意見すらあります。

　QOLがアウトカムとして使われない理由はいろいろありますが，誤解をおそれずざっくり言うと，**"QOLは臨床研究のアウトカムとしてまだまだ未熟"**なのだと思います。私自身にも経験があるのですが，「QOLを調べるぞ！」と意気込んで研究計画を立て，臨床業務の合間に質問紙を配ったり，回収したり，データを入力したりして苦労して研究をしたのに，「うーん，思っていた結果とだいぶ違うなぁ」とがっかりしたことがあります。

　QOL測定にはさまざまな限界があり，ちょっとしたコツや統計解析で

解決できないものもたくさんあります。QOLを扱う研究者には「まあ，いろいろ限界はあるけどQOLは大事だから，とりあえず既存のアウトカムを参考にしてできる範囲で臨床研究をやってしまおう」という前向きな（楽観的な）研究者と，まだまだ未熟なアウトカムであるということに向き合い，"どのようにQOLを測定すべきか"という命題を追求する立場の研究者がいます。後者はまさにアウトカム研究と言えるものであり，非常に重要な研究と言えます。

　本章では，まずはこのQOLをアウトカムにした場合の臨床研究の問題点について明らかにし，解説を試みたいと思います。次いで，QOL研究の実例をいくつか紹介し，研究デザインや結果の解釈について考えてみましょう。最後に，最近学会などでもしばしば耳にする医療経済とQOL測定の関連についても解説を追加します。本章を通じて，アウトカム研究の最高峰とも言えるQOL測定について，外科医の立場から深く掘り下げていきたいと思います。

3　QOL測定に関する諸問題

　QOLをアウトカムとする臨床研究（以下，QOL研究）を行った外科医から，しばしば聞かれる問題点をまとめると，おおまかに以下のように分類できます。まずこの5つの問題点について掘り下げて考えてみましょう。

QOL研究に対する外科医の不満

問題1.　研究の意義がわからない

問題2.　症状スコアとQOLスコアの関係がよくわからない

問題3.　QOLスコアと手術の因果関係が不明

問題4.　解析結果が臨床感覚にそぐわない

問題5.　値のもつ意味が不明確

3　QOL測定に関する諸問題　**189**

問題1. QOL研究の意義

「研究の意義がわからない」というのは"研究が面白くない"とか"結果が役立たない"ということと同じであり，臨床研究を行う者にとって非常に根本的で深刻な問題です。たしかに，手術の術式を選択するうえで，既存研究のQOLスコアを意識することは少ないかもしれません。手術にかかわらず，診療の意思決定の場でQOLスコアを参考にすることがあるでしょうか。これはQOLという概念が（患者とはもちろんのこと）臨床医の間で共有できていないことに原因があるかもしれません。

　QOLという言葉の意味を考えたときに，どのような状態をQOLが高い（または低い）というでしょうか。たとえば"衣食住が確保されている"といった最低限の条件から，家族や友人と良好な関係を築いている，やりがいのある仕事をしている，特殊な能力をもっている，権力や金銭をもっているといったさまざまな意見が出てくるでしょう。国や文化圏によってある程度の傾向はあるかもしれませんが，基本的にQOLにとって重要なもの（QOLの構成概念）は人それぞれ異なるものであり，他人にとやかく言われるものではありません。「一般的にはこのような生活がQOLの高い状態と言えます。ですから皆さんはそれを目指して人生を送りましょう」，などというのはまさに余計なお世話という以外の何物でもなく，やはり周囲からなんと思われようと自分にとって大切な価値とは何かを追求し，実りある人生を送りたいと願う人が多いはずです。

　通常QOLは，質問紙を渡して患者さんに回答してもらうことで測定するわけですが，**個人の生活の質はそれぞれの価値観によって決定される主観的であいまいな概念であり，質問紙の言葉を使って測定することに無理があるのではないか**と指摘する人もいます。もっともな指摘だと思います。ただし，臨床研究で扱うQOLとは，一般的に用いられる広義のQOLではなく，健康関連QOL（Health Related QOL：HRQOL）と言われる概念で，社会一般におけるQOLとは根本的に異なる概念を見ています。広義のQOLは医学用語ではなく，医学におけるQOLという場合にはHRQOLであると割り切って考えたほうがよいでしょう。

　たとえば代表的なQOL尺度であるSF-36には"1km歩けるか""からだ

190 ┃ 第4章　手術を評価するQOL研究

の痛みを感じたか"などの質問がありますが，実際には「歩けなくても私は充実した生活をしている」「痛みはあるけれど私のQOLは誰にも負けていない」と思っている人もいるかもしれません。これこそ，一般によいと思われている価値観に基づいて他者のQOLを測定していることにほかなりません。SF-36のような尺度を利用してQOLを測定するということは，**「一般的にHRQOLが高いというのはこういうことだよね」というコンセンサスを形成したうえで成り立っていること**なのです。実際，SF-36には36個の質問項目しかなく，「こんな質問項目で人間のQOLが測定できるわけない，そんなの面白くない」という意見は当然あると思います。

　SF-36はもともと人間の健康を評価する149もの質問項目があったのですが，さすがに149の質問に回答するのは大変なので，計量心理学的に分析して36項目を選択して作成した短縮版です（なお，12項目のSF-12，8項目のSF-8というものもあります）。このSF-36は人のQOLを測定するために妥当性が高い尺度であると考えられていますが，それでも「そんな質問紙で人様のQOLは測れないだろう」と考える臨床医も一定数存在していて，臨床研究のアウトカムとしてQOLはうさんくさいので採用しないと言い切る研究者もいます。HRQOLが「一般的に考えられているQOL概念に個人を無理に当てはめて測定している」という根本的な限界があることを認識したうえで，もっとQOLの本質に迫るような研究が進んで欲しいと思います。つまり，QOLは本当に測定できるのか，できるとすればどのようにすればよいのか，という基礎的な部分の研究は非常に重要です。

　繰り返しになりますが，人生における優先順位は人それぞれなのです。家族が一番大事だという人がいれば，仕事だ，旅行だ，宗教だという人もいるでしょう。つまりQOLという目に見えない"何か"を構成している要素（構成概念）の順位や重みづけを，一概に決まった形式で質問をしたり，単純に足し算でスコアを算出したりすることに無理があるのです。QOL研究の意義について考えるときになんとなくモヤモヤしてしまうのは，この**QOLの構成概念が人によってバラバラであるにもかかわらず，単純にスコアを足し算したり，下位概念を並列に扱ったりすること**に原因があるかもしれません。このような問題の解決策として，"SEIQoL"という面白いQOL測定尺度があります（詳細はcolumn⑫，p.205参照）。

ここまでをまとめると，医学研究で扱うQOLとは健康関連QOL（HRQOL）のことであり，「一般的な健康状態とはこういうことであろう」という概念に基づいて設定された複数の質問項目によって評価されている。日常会話の中でふつうに使っている"QOL"は，完全に個人の価値観によって決定されるものであるので，それとHRQOLを同じように捉えていると違和感がある，ということです。

---

column 11　包括的尺度と疾患特異的尺度とは

　QOLの構成概念についてもうすこし深く理解するために，疾患特異的尺度というものについて考えてみます。まず，QOL尺度は一般に，**"包括的尺度"**と**"疾患特異的尺度"**があると説明されます。包括的尺度とは，疾患に関係なく（健常者を対象としてもよい）調査可能な尺度であり，その代表格がSF-36です。これは1980年代に米国で行われたMedical Outcome Study（MOS）において作成された40個の健康概念とそれを評価する149個の調査項目から，Short Form（短縮版）として8個の健康概念を測定する36項目の質問紙として完成したものです。日本語訳のバージョンも広く使用されており，この尺度を研究に用いる大きなメリットは，スコアの"国民基準値"が設定されている点にあります。人生の価値観というのは国や文化によって大きく異なりますので，欧米の研究結果が参考にならないことも多いです。SF-36では日本全国を対象にランダム抽出法によって調査対象を選び，大規模な調査が行われています。その結果が国民基準値としてマニュアルに示されています。この基準値があれば，単アームの対象にQOL調査を行ったとしても，国民基準値をコントロールに比較することが可能です。その他の包括的尺度にはSickness Impact Profile（SIP）やWHOQOLなどがありますが，外科領域では使用実績が乏しいです。

　本編で述べているように包括的なQOL尺度を何らかの治療効果の評価に用いる場合の欠点は，QOLのスコアが算出されたときに，そのスコアに影響を与えている因子が原疾患によるものなのか，全く関係のないライフイベントによるものなのかわかりにくいという点にあります。

　一方，疾患特異的尺度は，何かの疾患に特有の問題点に焦点を当ててスコア

を構成しますので，より対象患者に適した項目で評価が可能な仕組みになっています。呼吸器疾患，消化器疾患，神経疾患，腎疾患，悪性腫瘍，皮膚疾患など非常に多くの疾患を対象にQOLを評価する特異的尺度が開発されています。

　疾患特異的尺度を用いるメリットは，「具体的にこの病気だとこの症状が出てQOLが低下するはずだ」というQOL低下の問題点が具体的にわかりやすいという点にあります。たしかに，対象者が絞られていれば，出現頻度の高い症状や障害に焦点を当てて質問紙を作成することができ，スコアの差が検出しやすくなるでしょう。手術の内容にもよりますが，細部の小さな工夫が全体的なQOLに与える影響はあまり大きくはないと思われますので，小さな差を検出するためには疾患特異的な項目が多く含まれている尺度のほうが適しているでしょう。もちろん，本編でも述べたように，それでもなお，"QOL"で手術を評価し，スコア差を検出するのはなかなか難しいのですが。

問題2. 症状スコアとQOLスコアの関係

　次に，症状とQOLについて考えてみましょう。QOLに興味があるという外科医の多くは，実際には症状に興味をもっていることがあります。術後の後遺症（術後症状）が強い手術と言えば，胃全摘術などが代表的です。ご存知のとおり，胃全摘術を行うと，食事の摂取量が大幅に少なくなり，体重は1割以上，場合によっては2割くらい減ってしまい，体力が落ちたと訴える患者さんが多いです。また，食事をとると冷や汗が出たり，気分が悪くなるといった「ダンピング症状」は有名な術後症状ですし，下痢，腹部の膨満感，胸やけなどの症状が強く出る人もいます。体重減少やダンピング，下痢などの術後症状が患者のQOLを低下させていることは間違いない事実でしょう。

$$\boxed{\text{胃切除}} \rightarrow \boxed{\text{術後症状}} \rightarrow \boxed{\text{QOL低下}}$$

というパスがあり，QOLをアウトカムにすることで，胃切除に関するさまざまな術式を評価することができそうに思います。たとえばこのようなPECOが考えられます：

3　QOL測定に関する諸問題　**193**

P：早期胃癌の患者
E：噴門側胃切除術
C：胃全摘術
O：術後1年のQOL

　噴門側胃切除術（図4-5）は，術後症状の強い胃全摘をなんとか回避する目的で行われている縮小手術です．しばしば両者のQOLに差があるのかというRQが出てきますが，実際には外科医はQOLというよりも術後症状に興味をもっていることが多く，SF-36のような包括的な（誰にでも使える）QOL尺度ではなく，もっと手術に直接的に関連する術後症状を評価した臨床研究が圧倒的に多いです．そのため，**タイトルに"quality of lifeを評価した"と書かれていても，実際にはQOLそのものを測定せず，症状をスコア化することでQOL調査であると銘打っている論文が多数あります．**

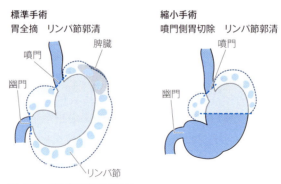

図4-5　噴門側胃切除術のシェーマ

　外科医目線で見れば，胃切除後の患者さんに「下痢で困っていますか？」という質問をし，"困っていなければQOLがよい"とみなす考え方もあるかもしれませんが，実際にはそれほど単純ではありません．これは患者面接から得られた実際の話ですが，ある患者さんは「食べたあとにトイレが近くなるので仕事の日は昼食をほとんど食べないようにしている」と言い

ます。しかし，別の患者さんは「これを食べたら下痢になるってわかっているけど，好きな物を食べているほうが体の調子もよいし，おなかが張るよりは多少下痢気味くらいでいいと思っている」と言います。この2人にQOL質問紙を用いて「下痢で困っていますか？」と問うと，食事を節制して下痢を抑えている人のほうが，好きな食べ物を食べて下痢をしている人よりも得点が低く（有利なスコアに）なります（または，後者もあまり困っていないようなので，同等のスコアになるかもしれません）。しかし，どちらの患者さんのQOLがよいと言えるでしょうか。好きな食事をしているぶん，後者のほうがQOLが高いと考えられるかもしれません。

　症状を評価する場合のもう1つの問題点として，どの症状が最も重要なのかということがあります。術式別の症状を比較した際に，術式Aでは下痢が少ないが，便秘が多い，術式Bでは下痢が多いが便秘は少ない，という結果になった場合，はたしてどちらの術式を選択すべきなのでしょうか。なかなか結論を出すのは難しいですね。

　このように，**症状を起点にした質問だけではどちらの術式がよいのかはっきりしないので，やはり全体的なQOLを評価する必要がある**のです。

　では，胃癌患者のQOLを測定するにはどのような尺度を用いればよいでしょうか。悪性腫瘍の患者に圧倒的なシェアを占めているのが"EORTC QLQ-C30"という尺度です。これは非常に有名なQOL尺度なので，主に癌の手術を行う消化器外科医，呼吸器外科医や泌尿器科医は基礎的な仕組みを知っておくとよいと思います。EORTC (European Organization for Research and Treatment of Cancer)はEU圏内で悪性腫瘍を対象とした多施設臨床試験を多数実施している大きな組織で，QOL尺度の開発にも非常に熱心に取り組んでいます。QLQ (quality of life questionnaire)という尺度はcore（核）となる30の項目からなる質問紙ということで"QLQ-C30"と呼ばれており，あらゆる悪性腫瘍患者に使用できる質問項目が設定されています。

　QLQ-C30は8つの下位概念から構成されています（図4-6）。

　これらのスコアをすべて並列にグラフにしてしまう論文が多いので，非常に結果が理解しにくくなるのですが，8つの下位概念を「症状」・「機

3　QOL測定に関する諸問題　195

EORTC QLQ-C30	下位尺度名称	質問項目数
Global Health Status (GH)	全体的健康状況	2
Physical Function (PF)	身体機能	2
Role Function (RF)	役割機能	2
Cognitive Function (CF)	認知機能	2
Emotional Function (EF)	精神機能	4
Social Function (SF)	社会機能	2
Financial difficulties	経済的負担	1
Symptom	症状	8

症状項目内容	
Pain	痛み
Fatigue	倦怠感
Appetite loss	食欲不振
Nausea/Vomiting	吐き気・嘔吐
Dyspnea	呼吸苦
Diarrhea	下痢
Insomnia	不眠
Constipation	便秘

図4-6 EORTC QLQ-C30の構成概念

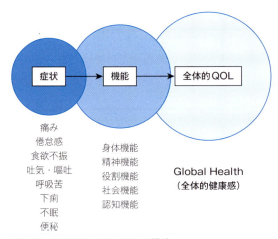

図4-7 EORTC QLQ-C30の構造

能」・「QOL」に分けてその関連を整理すると，図4-7のようになります。

　悪性腫瘍の患者に多くみられる"特異的な8つの症状"を評価し，さらにQOLに影響する5つの"機能"を評価し，最終的に"全体的なQOL"としてGlobal Health (GH) が存在するイメージです（経済的負担はすこし概念が異なるように思いますのであえて図から除外しました）。症状は癌患者に特異的と言えますが（とはいえ一般的な身体症状ばかりですが），機能や

196 | 第4章 手術を評価するQOL研究

QOLは必ずしも癌患者に特異的な評価項目とは言えません。どんな病気であっても，症状があれば身体機能や精神機能に影響を及ぼすでしょうし，程度が強くなれば全体的QOLが損なわれるのです。

　具体的には，胃切除術を受けると，痛みが出たり，食欲不振になったりして，行動範囲が狭くなったり（身体機能の低下），精神的に落ち込んだり（精神機能の低下）して，遊びに出かけなくなったり（役割機能の低下），仕事を休んだり（社会機能低下）する。そういう状態は全体的QOLが低いことにつながるのです。

　なお，症状スコアとQOLスコアについてしばしば混乱している方がいて，毎回「スコアが高いほうがいいの？　悪いの？」というところから説明しなければならない場面を見かけます。QOL研究の図表を読む際には，必ず以下のポイントを押さえておきましょう：

QOLスコアは，高いほうがQOLがよい（低いほうがQOLが悪い）
症状スコアは，低いほうが症状が軽い（高いほうが症状が重い）

　これはQLQ-C30に限らず，多くの尺度で共通するルールですが，たまに論文ではご丁寧に軸を逆向きにして表記されているものや，スコアの高低の意味を誤っていると思われる文献も存在しますので注意が必要です。実際にスコアリングを行ってみるとだんだん慣れてきてあまり気にならなくなります。

問題3．QOLスコアと手術の因果関係がわかりにくい

　では実際にQOLをアウトカムとする臨床研究として以下のPECOを考えてみましょう。直腸癌の手術をする際に，腸管吻合をしたほうがよいか，吻合をしないで人工肛門にしてしまうほうがよいか，というRQです。

　P：直腸癌の患者
　E：低位前方切除術（肛門を残し腸管を吻合する手術）

3　QOL測定に関する諸問題　**197**

C：腹会陰式直腸切断術（肛門ごと腫瘍を摘出し人工肛門を造設する手術）
　O：1年後のQOL

　この種のQOL研究は過去に多くの報告がありますが，多くはQOLスコアに差がなかったという結果になっています。コクランのメタアナリシス（Pachler J, et al：Cochrane Database Syst Rev. 2012 Dec 12：12：CD004323）においても，35の文献をレビューした結果，人工肛門を造設せずに吻合を行うべきかは"QOLの観点からは"結論できないと述べられています。しかし，常識的に考えて人工肛門があるのとないのとでは日常生活に大きな違いがありそうです。それでも本当にQOLに差がないと結論づけられるでしょうか。

　このような違いの大きな手術ですら結果に差が出ないのですから，たとえば，

- 器械吻合 vs 手縫い吻合
- 腹腔鏡手術 vs 開腹手術
- 化学放射線療法＋手術 vs 手術単独

などもっと影響の小さそうな術式を比較する臨床研究では，かなり大きなサンプルサイズがないとQOLスコアの有意差を検出することはできません。もうすこし言うと，実は直腸癌以外の手術についても，2つ以上の術式を比較した場合，**ほとんどのQOL研究でQOLスコアに有意差がないという結果になります**。現状ではQOLスコアを用いて手術の違いを説明するのはかなり困難であると言っても過言ではありません。原因はおそらく，手術という上流の因子がQOLに与える影響のほかに，さまざまな支流からの因子がQOLスコアに大きな影響を与えてしまい，下流での結果が見えにくくなっていることにあると思われます。

　図4-8のように，手術によって何らかの術後症状が発生し，その結果，社会活動や，精神的な活動に影響を与え，最終的にQOLが下がるというパスを想定し，上流の因子である"手術"の種類が変われば，術後症状も変わるだろう，そして，機能低下への影響も変わり，QOLのスコアに差が出るだろうという仮説があります。たしかに，術式の差は術後症状の差

として表れやすいです。実際，人工肛門があるのとないのとでは症状に大きな差があるはずです。しかし，**機能やQOLスコアは手術以外の社会的要因や心理的要因によって大きな影響を受けます**（図4-9）。

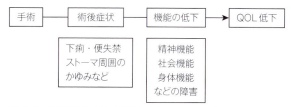

図4-8 手術がQOLに影響を与えるまでのパス図

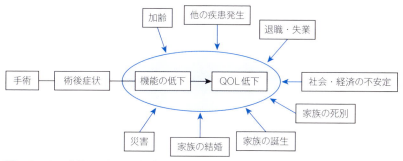

図4-9 QOL低下に影響する社会的要因など

仮に手術を受けていなくても，年齢の変化やほかの疾患の発生，増悪があれば徐々に身体機能は低下していくでしょうし，職場の異動や退職などもQOLに大きく関与しそうです。また家族の死別や誕生などのライフイベントも強くQOLスコアに関与すると思われます。

たとえば，SF-36における"社会生活機能"のスコアは以下の質問に対する5段階評価で決定されます。

〈SF-36における社会生活機能を評価する質問〉
過去1か月間に，友人や親せきを訪ねるなど，人とのつきあいが，身体的あるいは心理的な理由で，時間的にどのくらいさまたげられましたか。

3 QOL測定に関する諸問題 | 199

この質問の仕方だと，たとえば調査の時期にちょうど仕事が忙しくて余裕がなかったとか，季節によっては（たとえば祝日のない6月ごろなど）特に親戚を訪ねる行事がなかったとか，そういった事情によってスコアが変化するかもしれません。つまりこの質問に対するスコアの差は，本当に直腸癌で人工肛門を造設した（またはしなかった）影響を見ているのか，研究者が知りたい"人工肛門による生活への負担"が，本当にこの質問で調べることができているのか，という疑問が出てきます。さらにやっかいな問題は，このような手術以外にQOLに影響する因子は社会的な因子が多く（退職，景気，家族の死別など），調査することが困難だということです（図4-10）。

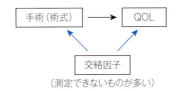

図4-10　術式とQOLに影響する交絡因子は何か

　前作では，手術とアウトカムの因果関係を明らかにするためには，手術の術式選択とアウトカムの両方に影響を与える因子（交絡因子）や，アウトカムのみに影響する因子（予後因子）について調整をする必要があると説明しました。その観点から，要因である手術とアウトカムであるQOLに関連する交絡因子や予後因子になりえる因子はたくさんありそうなのですが，たとえば「災害」や「退職・失業」といったデータは収集・解析が困難なことが多く，手術とアウトカムの因果関係が明確にならないのです。
　いやいやRCTをすれば群間の背景は自動的に調整されているはずだから比較の妥当性が保たれている，と主張する人もいるかもしれません。し**かし本当に背景が調整されているかどうかを調べる術はなく**，偶然の偏りが生じていても評価ができません。またRCTであっても，外科手術の場合は盲検化できていない試験が多いので情報バイアスの問題は残ります（前作p.171参照）。QOLのスコアが情報バイアスの影響を受けやすいのは言うまでもありません。

問題1と合わせてまとめると，術式間のQOLスコアを比較するような臨床研究を行った場合，QOLスコアに差が出ないことが多く，そして差が出たとしても術式の因果関係がわかりにくいことになります。たしかに，こうなるとQOL研究はやりがいがなく面白くないと思ってしまう人も多いかもしれません。

問題4．結果と臨床感覚の乖離

　ここでは術式比較ではなく，同一人物の時系列データを用いて手術がQOLに与える影響を考えてみたいと思います。ここでは，「胃切除術後のQOLスコアの経時的変化」に関する研究例について考えてみましょう。消化器外科医のもつイメージでは，胃切除を行うと，患者は食事が思うように取れなくなり，体重・体力がガタ落ちとなり，職場復帰もすぐには難しくなり，精神的な負担も大きい，結果としてQOLは大きく下がるだろうと想像します（図4-11）。もちろん例外的に100 kg以上の体重の肥満患者に対して胃切除したら減量されて，高血圧や糖尿病なども改善して全体的に健康になってしまったということもありますが，多くの患者ではQOLが低下するのではないかと予想する外科医が多いと思います。

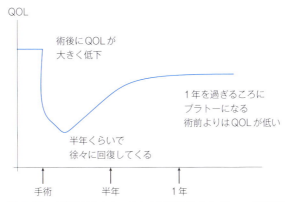

図4-11　外科医がイメージする胃切除後のQOLスコア推移

ところが，実際にEORTC QLQ-C30を用いてQOLを経時的に測定したコホート研究が3つあるのですが，ちょっと予想と違った結果になっています。これらのコホート研究の結果はおおむね傾向は一致していて，信頼性は高いものと思われます。簡単にQOLスコアの結果を示すと図4-12のようになります。

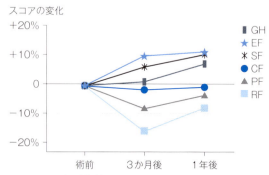

図4-12　胃切除術後のQOLスコアの推移
(Kim AR, et al：Ann Surg 256：1008-1013, 2012 より改変・引用)

身体機能（physical function；PF）と役割機能（role function；RF）についてはもともとの予測どおりです。PFスコアは患者の体力を表しており，術後3か月ごろにはスコアが低いですが，1年経過するころにはほぼ回復してきています。RFスコアは仕事やレジャーができることなどを評価していますが，これは術後1年たっても完全に回復できていません。このような結果は多くの消化器外科医のイメージどおりではないでしょうか。

ところが，精神機能（emotional function；EF）は術後に下がることなく一貫して上昇し，全体的QOL（global health status；GH）と社会機能（social function；SF，家庭または社会での活動）は，あまり低下せず術前よりも術後が高い値を示しています。これは**胃癌の手術を受けると，体力以外のQOLはむしろよくなってしまう**という結果を示しています。

なぜこのような理解しにくいスコアの動きを認めるのでしょうか。

QLQ-C30では身体機能や役割機能を評価する質問内容は「長い距離を歩くことに支障がありますか」とか「1日中ベッドやイスで過ごさなければ

なりませんか」「趣味やレジャーをするのに支障はありましたか」となっており，実はこれらは**患者にあえて答えてもらわなくても第三者が観察してもほとんど同じようなスコアが得られます**。だからこの2つの機能スコアは外科医の印象と一致するのです。一方で，観察では得られにくいスコア（精神機能や社会機能）については，外科医が思っているのと違う結果が出たわけです。なぜ，思っているのと違う結果が出たのか。経時的なQOL評価研究では考えなければならない重要な問題は，**「手術の前後で患者の価値観が変わっていないかどうか」**ということです。

　今回，胃切除や人工肛門造設のようなQOLを大きく低下させそうな手術でも，意外にスコアが下がらないという例を挙げましたが，実は四肢の切断のような極めて重要な機能を失う手術においても，その前後の比較で意外にQOLスコアが下がらないという報告もあります。原因としてしばしば指摘されるのが"**レスポンスシフト**"と呼ばれる現象で，これがQOL解析結果の解釈をしばしば困難にします。レスポンスシフトとは，何か大きな介入（手術）を受けた場合にその前後で自分自身のQOLに対する基準が変化してしまう現象です。いろいろなパターンのレスポンスシフトが報告されており，ときにQOLが高く見積もられたり，逆に低く見積もられたりすることがあります。

　たとえば，下肢の動脈閉塞とそれに伴う足潰瘍に対して下腿を切断するという大きな介入について，QOLの前後比較を行うこととします（図4-13）。

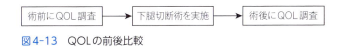

図4-13　QOLの前後比較

　ここで問題となるのは，術前のQOL値はあくまでも術前の時点での回答であり，手術によって足を失った状態がどういうものであるかという情報をもっていないということです。もしかしたら，人によっては術後の状態は思いのほか快適だと感じるかもしれません。その場合，「足を失いたくない一心で，術前の状態は術後よりもQOLが高いはずだと思い込んでいたけれど，実際に手術を受けたあとで思い返してみると，術前の状態は

実はQOLが悪かったのではないか」と考え直す可能性があります。

　その逆もしかりで，**術後の状態が想定していたよりもつらいと感じる場合**は，思い返してみれば術前のQOLはそれほど悪くなかったのではないか，やはり手術は受けないほうがよかったのではないか，と考え直すこともあるでしょう。このように，「もし今の自分が過去の自分のQOLを評価するとすれば，当時とは違った回答をしていた」という現象をレスポンスシフトと呼びます。実際に，レスポンスシフトがどのくらい発生しているのかを調べるためには，上記のように調査時点のQOL評価だけでなく，「振り返ってみて手術前の時点でのQOLを再度評価するとどうなりますか？」と，術後に術前のQOLを問い直して評価することでその差を検出するという試みがあります。これを"then test"と言います。

　肛門にせよ，下肢にせよ，患者が手術によって機能喪失となった状態はもう元には戻らないわけですから，徐々に受け入れていくしかないことになります。「患者が自分の状態を受け入れる」という過程において，QOLを構成するいくつかの要素のうち下腿機能が占める割合を相対的に少なくするという作業が行われ，そのほかの精神的または社会的要素でQOLの回復をカバーするといった変化が起こると思われます。**患者個人の内面で構成されているQOLの概念が質的に変化する，または，QOLを構成する要素の重みづけや優先順位が変化する**といったことでレスポンスシフトが発生しうるのです。それまでQOLを構成する要素の中で身体的要素が最も重要な位置づけにあったけれど，病気や事故による身体機能の低下を受け入れるために心理的な要素が優位に立ってトータルのQOL維持に寄与するという具合です。

　尺度開発研究を実際に行っていたときに多数の患者さんにインタビューを行いましたが，その際にしばしば耳にしたのが「病気になったことでわかったこと，得たものもある」という意見でした。ある患者さんからは，「食道癌になってよかったとまでは言わないが，家族が一生懸命支えてくれた。それまで会話の少なかった子供たちともいろいろ話ができた。自分は一人じゃないと認識できた」という趣旨の発言がありましたし，ほかの患者さんは「今まで高い税金や保険料を取られてばっかりだったから不満だったけど，実際自分が入院したり大きな手術を受けてみると社会制度で

支えてもらってるってことがよくわかった」という意見もありました。残念ながら，その逆パターンに出会うこともあり，「胃癌になったのに夫が仕事ばかりしていて全く看病してくれなかった」「術後の退院して間もない時期は食事を作ったり家事をするのがつらくて大変だったのに，手伝ってもらえなくて悲しかった」など，身体的QOLのみならず精神的QOLも下がってしまったのではないかというケースも見受けられました（以後，主婦の方を手術するときには事前に夫に十分なサポートをお願いするようになりました）。

　疾患や手術によって臓器機能が失われ，それが原因でQOLが下がるというパスが考えられていますが，臓器機能の障害は不可逆的であっても，QOLの低下は可逆的であり，レスポンスシフトによってその測定値が回帰してくるということになります。そしてその変化する速度，つまり心理的に機能の喪失を受け入れたり，社会的に障害を克服して仕事に復帰できるようになるとか，趣味やスポーツなど好きなことができるようになるまでに要する時間というのは，当然ながら個人個人のメンタルや環境による差が大きいので，非常にばらつきのある結果になります。これが集団の平均値を評価したときに臨床的な感覚とうまく適合しないという問題点の原因になるのではないかと考えられます。

　なお，コラムで紹介したSEQoLという尺度は，被検者がその時点で重要だと思う下位概念の順位を決定し，それによってスコアリングの重みづけが決まるという方式をとっているため，レスポンスシフトによる影響を回避することができるのではないかと考えられています。

---

column 12　レスポンスシフトを回避する面接式QOL調査 "SEIQoL"

　本編でもたびたび述べているように，QOLは他者の価値観に当てはめて測定すること自体がナンセンスなのですが，そうは言っても健康評価を行ううえで一定の価値基準は必要だろうということでHRQOL（健康関連QOL）という概念が派生しました。たとえば，包括的なHRQOL尺度であるSF-36は一般的に重要

だと思われる重要な8個の下位概念について36個の質問項目でスコア化したものです。

ところがSEIQoL (Schedule for the Evaluation of Individual Quality of Life) という尺度の特徴は，このような「下位概念を研究者が決めない」という点にあります。SEIQoLでは面接と図示を組み合わせて"個人個人が考えるそれぞれのQOL"について，それを構成する下位概念（家族・仕事・趣味など）を明らかにし，優先順位と重みづけを考慮して評価するというユニークな方法を採用しています（図）。

第一に，調査者が対象者との面接によってQOLにとって重要な5つの概念が何かを抽出します。たとえば「家族」「スポーツ」「仕事」「旅行」「食事」など，自分の生活にとって重要な要素を5つ決定します。本人がなかなかうまく決定できないときに調査者が助言してもよいのですが，原則本人が自分の言葉を用いて決定します。

第二に，この5項目の重みづけを行います。図のように円グラフ型のVASを用いて，それぞれの項目が相対的にどの程度の重要性があるかを視覚的に表現してもらいます。

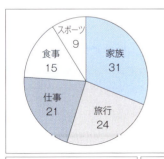
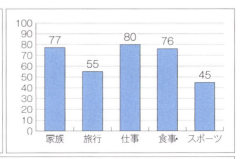

面接により，QOLに重要な5つの要素を抽出・命名する。
円グラフで要素の重みづけを決定し，棒グラフでそれぞれの項目をVASで得点化し，合計得点を求める。

	VAS		重みづけ		得点
家族	77	×	0.31	=	23.9
旅行	55	×	0.24	=	13.2
仕事	80	×	0.21	=	16.8
食事	76	×	0.15	=	11.4
スポーツ	45	×	0.09	=	4.1
			合計得点	=	69.4

図　SEIQoLによる評価の1例

第三に，5項目について，今度は棒グラフ型のVASを用いて，それぞれの項目の現在の状態について評価してもらいます。

　最後に，この棒グラフの得点と，円グラフの重みづけをかけ合わせることで最終的なQOLスコアが算出されます。5項目すべてについて重みづけを掛け合わせて合計するので，最高得点は100点となります〔ウェブ上に日本語のマニュアルも公開されています (http://seiqol.jp/wp-content/uploads/2018/12/SEIQoL_DW_2018.pdf)〕。

　この尺度はやや複雑な調査法であり，ある程度訓練された面接官が必要になります。当然，ただ質問紙を配って終わりという従来の調査よりも大きな手間とコストがかかるため，大規模な調査は困難です。しかし，自分本来の価値基準を重視しているという点で単なるHRQOL質問票と一線を画する尺度ですし，この方法はQOL測定の大きな問題であるレスポンスシフトを回避しうる調査法になりえると考えられます。

問題5. 値のもつ意味がわからない

● MIDという概念

　PROやQOLをアウトカムにしたくない，という研究者の大きな理由の1つに，「スコアの意味がわかりにくい」という意見があります。つまり，この治療をすれば，生存期間が平均1か月延長します，と言われれば理解しやすいのだけれど，この治療はQOLスコアを10点上げます，と言われてもいまいちピンとこないという主張です。大変もっともな批判だと思います。ただし，実はこの問題はソフトアウトカムに限ったことではなく，以下のようなハードアウトカムについても同じことが言えます。新規治療Aと従来治療Bを比較したときに，Aでは

- 術後在院日数が2日減少した
- 鎮痛薬の使用回数が，1日あたり1回減った
- 6分間歩行距離が5メートルのびた
- 呼吸機能検査で1秒率が5%上昇した

3　QOL測定に関する諸問題

・癌の大きさが15％縮小した

などなど，いろいろな臨床研究のアウトカムについて，どの結果に意味があると言えるでしょうか。立場によっても，個人によっても，これらのアウトカムの価値はさまざまです。たとえば働き盛りの忙しいビジネスマンにとっては入院日数の2日減少は仕事復帰にとって重要かもしれませんが，医療費の自己負担額が少ない一人暮らしの高齢者にとってはむしろありがたくないアウトカムかもしれません。しばしば，「そろそろ退院ですね」と患者に伝えると，素直に喜ぶ人と，家に帰るのが不安だという人がいるように，です。

　また，どこにカットオフ値を求めるかは個人の価値基準によって変わります。たとえば鎮痛薬の使用回数はもちろん少ないほうがよいに決まっていますが，1日3回使用した人が2回に減ったというのは臨床的に意味があると言えるでしょうか。まあ，多くの人が意味があると思うような気がします。では5日間で1回減ったというのはどうでしょう。平均すると1日あたり0.2回減ったということになります。5日間のうちにはいろいろな生活上のイベントもあるでしょうから，そのくらいはちょっとしたことで0.2回くらいの誤差は出そうな気もします。あまり臨床的な意味がないかもしれない，と思う人も出てくるでしょう。しかし，強い慢性疼痛のためにそれまで10年間，鎮痛薬を毎日1日も欠かさず使っていた人が，手術をしたら5日に一度は鎮痛薬を使わなくても過ごせる日が出てきた，ということになると，この変化は他者から見れば非常に小さなものかもしれませんが，この患者さん本人にとってはとても意味のあることに違いありません。では0.1回ではどうか，0.01回ではどうか……このように臨床的に意味がある最小の差がどこにあるのか推定するのは意外に難しいものです。つまりQOL研究に限らず，臨床的に意味のある最小の差（MID；minimum important difference）がどのあたりにあるのかを意識して臨床研究を行うことが大切なのです（なお，MIDはminimum important clinical difference；MICDと表現されることもあります）。

● MIDの測定法

　ではMIDをどのように推定したらよいでしょうか。一般的にMIDの測定原理には大きく2つあります。統計学的にスコアの分布から求める方法（Distribution-Based approach）と，別の基準となる尺度（アンカーという）を用いる方法（Anchor-Based approach）です。

　前者のDistribution-Based approachは，スコアの分布からMIDを求める方法で，比較的簡便な方法です。ある程度のサンプル数での調査データがあれば数学的にMIDの推定値を求めることができます。数式の詳細な解説は割愛しますが，いわゆる学力テストにおける「偏差値」をイメージするとよいと思います。つまり，学力テストで前回より得点が10点上がったと言われてもそれがどのくらい価値のあることなのかわかりにくいですが，偏差値が5上がったと言われるとすごく頑張ったという気がします。QOLスコアにおいても全体の得点分布が正規分布するという前提で，その分布の標準偏差がわかればスコア差の意義もなんとなく推定できそうな気がします。このDistribution-Based approachについてはNormanらの理論がよく知られており，ある程度のサンプル数（数百人規模と思われる）での調査を行った場合，スコアの標準偏差の1/2の値がMIDに近似すると言われています（Norman GR, et al：Med Care 41：582-592, 2003）。

　次にアンカーを用いる方法についてはもうすこしくわしく説明します。これはMIDを測定したい尺度について，2つの時点で調査し，個人内の得点の変化を調べるというものです。2つの時点で得点が変化しないと困りますので，たとえば手術の前後とか，化学療法の前後とか，手術直後と術後1年の時点など，おそらく臨床的に差があるであろう2時点での調査を行います。

　図4-14では，「おなかの痛み」について，投薬前（時点A）と投薬治療後1か月（時点B）でVASスコアを比較しています。このとき，個人内の得点差を⊿（デルタ）とします。

　次に，時点Bにおいて，"時点Aと比較した個人内の変化の程度"について直接患者さんに質問します。これが「アンカー」になります。具体的にはClinical Global Impression Improvement scale（CGII scale）と呼ばれる質問紙を用いてMIDを評価する方法が一般的に知られています。CGII

3　QOL測定に関する諸問題　**209**

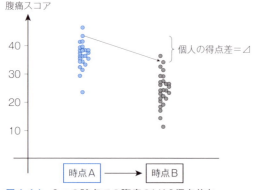

図4-14　2つの時点での腹痛のVAS得点分布

とは"臨床全般的印象改善度"などと訳されますが，要は全体的な症状の改善度合いを以下の7段階で評価するものです：

〈CGII scaleの内容〉
投薬前と比較して現在あなたのお腹の痛みはどの程度改善しましたか？
1. Very much improved　顕著な改善
2. Much improved　大きな改善
3. Minimally improved　わずかな改善
4. Unchanged　不変
5. Minimally worse　わずかな増悪
6. Much worse　大きな増悪
7. Very much worse　顕著な増悪

そして，CGIIの各解答者の⊿の平均値を算出します。
たとえば，こんな表ができあがります（表4-2）。
CGIIにおける「3. わずかな改善」と答えた患者の⊿の平均値が「臨床的に意味のある最小の差」と考えられます。つまりこの例題では，スコアで3.2の改善があれば，意味のあるスコア差であると言えます。
ただし，本来MIDは臨床的に意義のある最小の差ということであり，このCGIIだと単に患者が自覚する「わずかな差」を検出しているにすぎま

表4-2 CGIIと平均スコア差からMIDを求める

CGII結果	N	平均⊿
1. 顕著な改善	15	2.2
2. 大きな改善	22	2.9
3. わずかな改善	27	3.2	← MID
4. 不変	16	5.6
5. わずかな増悪	8	7.8
6. 大きな増悪	5	10.5
7. 顕著な増悪	4	13.5

せん。これはMIDではなく，MDC（minimum detectable change）すなわち検出可能な差を見ているにすぎないという気もします。一般的には上記のCGIIが使われることが多いのですが，直接患者に「小さいけれども意味のある差（small but significant difference）を聞きたい」という場合には，patients global rating questionnaire というスケールをアンカーに用いることをお勧めします。正式な日本語訳はないのですが，以前に私が使用した日本語版の抜粋を以下に示します。やはり7段階で調査します：

〈Patients global rating questionnaire〉（一部抜粋）

1. とてもわずかな改善であり重要ではない
2. わずかな改善であり，重要とはいえない
3. いくらか改善しているが，まだ小さな変化でありあまり重要ではないと感じる
4. いくらか改善しており，重要な変化だと感じる
5. ある程度改善しており，重要な変化である
6. 明らかに改善しており，とても重要な変化である
7. かなり改善しており，とても重要な変化である

CGIIと同様に，この7つの質問項目でMID測定に必要なのは選択肢"4"だけです。4と答えた患者さんのスコア差⊿の平均値をMIDと推定することができます。

もうすこし付け加えると，CGIIやpatients global rating questionnaire

3 QOL測定に関する諸問題 **211**

ではなく，MIDが判明しているほかの尺度をアンカーに用いる方法もあります。たとえばSF-36はすでにMIDが測定されているので，MIDを調べたい尺度とSF-36を同時に測定しておけば，SF-36の得点変化からその尺度のMIDを推定することが可能です。一般的にMIDを計測する研究ではDistribution-Based approachとAnchor-Based approachの両方を行うことが多いようです。たとえば，腰椎の隣接する椎間障害（adjacent-segment disease）患者における腰痛と下肢痛のVASスコアのMIDを求める研究（Parker SL, et al：J Neurosurg Spine 16：61-67, 2012）では，アンカーとしてSF-36，EQ-5D，ODI（Oswestry Disability Index）を使用しています。結果は腰痛のVASで2.3～6.5，下肢痛のVASで1.7～4.3という結果でした。腰痛と下肢痛でMIDに差があるというのはよくわかりませんが，この結果は痛みを0～100 mmの区間で仕切られたVASで評価した場合に，わずか2～3 mmの差が臨床的に意味のある症状の変化を示しているということになります。意外にVASは精密な測定を行っているということでしょうか。100 mmの線にチェックをつける際に人の感覚が2～3 mmのズレを区別しているとは，にわかに信じがたいような気がします。この研究が使用しているアンカーがCGIIのように直接的に症状の変化を聞いているわけではなく，ほかの尺度のMIDから推定していることで何か解析に無理が生じているという可能性はあるかもしれません。

● どのようにMIDを利用するか

たとえば難治性の逆流性食道炎に対する外科治療の効果について，以下のPICOで臨床研究を行ったとします。わかりやすくするために，これはRCTのデザインで実施したと仮定します。プライマリエンドポイントは"胸やけ症状"とし，患者が記入するVAS調査票によって測定します。

P：6か月間の薬物治療によって消失しない胸やけ症状を有する逆流性食道炎患者

I：噴門形成術

C：薬物治療の継続

O：6か月後の胸やけ（VASで調査）

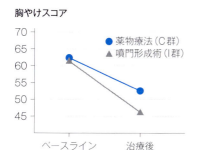
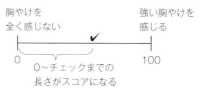
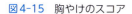

図4-15 胸やけのスコア

　図4-15のように割り付け前のVAS平均得点はどちらの群も差がなく60点です。そして治療後6か月におけるI群とC群のVASの平均得点は，それぞれ45点，50点つまり，I群では15点，C群では10点分の症状改善がみられたと言えます。2群間の平均差は5点，p値は0.02と有意差を認め，噴門形成術の有効性が証明することができました。はい，めでたしめでたし，ということになるのですが，ここで「その5点の差って，いったいどのくらいの意味があるのよ」とケチをつけてくる人がいます。「サンプルサイズが大きければp値は小さくなんだから，有意差があるかどうかなんてことより，その差に本当に患者が自覚するくらい重要な意味があるのかってことが大事なんじゃねぇか？」などともっともらしいことを言ってくるわけです。

　このような突っ込みへの対策として，VAS以外にあらかじめCGIIを用いて個人内の症状変化を7段階で聴取しておくとよいでしょう。CGIIをアンカーとしてMIDを求めることが可能であり，得られた$\varDelta$の平均値に意味があるかどうかを説明することができるようになります。

　ちなみに，このPICOとはすこし異なりますが，私自身が胃癌術後の患者さんを対象に胸やけ症状の調査をした際にはMIDはVAS換算で8点前後ではないかと推定されました（これは当時の所属施設の倫理委員会には承認を得て行った研究ですが，その後異動してしまい未発表のデータです）。

QOL研究の限界のまとめ

　ここまでQOL研究の問題点についてくわしく見てきました。では結局QOL評価を利用して術式選択のための情報を得るためにはどうしたらよいのでしょうか。

　最初に申し上げたとおり，まだまだQOLはアウトカムとして未熟なのです。なので解決策は容易に見つかるものではありません。QOLスコアは群間で差が出にくいと言いましたが，小さなスコア差を見出すためには大きなサンプルサイズが必要になります。しかしQOL調査はコストが取れないので，患者や医療者のボランティア活動によってのみ成り立っているのが現状です。そのため，たくさんの患者さんから大量のデータを収集するのは困難を極めます。解決策とまでは言えませんが，ここまでの問題点をよく認識したうえで，

1. 外科医がQOLという概念についてよく考えてみること，そしてその概念が同じ外科医の間であまり一致していないことを認識すること
2. QOLを評価したとする臨床研究論文を読む際には，論文著者の述べるQOLとは具体的にどういう質問項目に対する回答スコアを指しているのかを丁寧に確認すること

から始める必要があるでしょう。各疾患，術式，患者の重症度によっても評価すべきQOLは違ってくるでしょうから，それぞれの研究においてどのようにQOLを評価するかというコンセンサスを形成するところから始めなければなりません。そしてこれはほかの誰でもなく，ふだん患者に接している現場の外科医こそが積極的に議論を進めていくべきであると思います。

4　QOL研究の実例

　いやー，QOLってやつは，考えれば考えるほどよくわからなく

なってきますね。

うむ，それがわかっただけでもまずは第一歩成長したようだな。

はい。そうするとオラオラ先生は，QOL自体を研究するようなアウトカム研究は大事だけれど，すでに作られている既存の尺度を臨床研究に使うのは反対っていう立場ですか？

いやいや，そういうわけでもない。既存の尺度の中に自分が測定したい概念が測定できる尺度が見つかれば，それを使って研究するのは大賛成だよ。このあと，いくつかの実例を見てみることにしよう。ただ，QOL研究でありがちなのは，よく尺度の中身を確認しないで，「これが一番普及しているみたいだから」とか「項目が少なくて済むから」という理由で尺度を選択してしまう人がいるんだけど，そういう研究は必ず失敗する。

か，必ずですか。

うむ。自分が何を測定したいのかを突き詰めていない研究など最初から失敗しているに等しいし，どんな結果が出たって無意味だよ。まあそれはよいとして，シワシワは大腿骨骨折後のQOLを調べたいと言っていたな。じゃあ，日常生活の状況を調べるという意味ではADLを評価すればいいんじゃないかな？ そもそもQOLとADLの違いは何だろうか？

評価するのが，第三者か患者自身ということでしょうか。

まずはそう。QOL尺度は患者が自分で記入するという点が重要だ。もちろんそれができない小児や認知症患者のQOLをどう評価するかという問題点はある。では，「誰が評価するか」ということはおいておくとして，ADLとQOLの具体的な内容の違いは何かな？

うっ……，正直あまり深く考えていなかったです。なんとなくですけど，ADLは主に日常生活にかかわりの深い身体的機能を評価しているもので，QOLはそれに加えて精神的または社会的な部分を含めて評価しているのかと漠然と思っていました。

まあ，実際にはそうでもない。これはしばしばADL評価に用いられるFIM(Functional Independence Measure)の項目だ（表4-3, 4）。

表4-3　FIMの項目

運動項目（13項目）		認知項目（5項目）
①食事	⑧排便管理	⑭理解
②整容	⑨ベッド・椅子・車椅子移乗	⑮表出
③清拭		⑯社会的交流
④更衣上半身	⑩トイレ移乗	⑰問題解決
⑤更衣下半身	⑪浴槽・シャワー移乗	⑱記憶
⑥トイレ動作	⑫歩行・車椅子	
⑦排尿管理	⑬階段	

表4-4　FIMの採点法

	スコアリングの詳細
7点（完全自立）	介助・装具なしで自立して行う
6点（修正自立）	時間がかかる。装具，服薬が必要
5点（監視・準備）	準備，監視などが必要
4点（最小介助）	手で触れる以上の介助は必要ない。「75%以上」は自分で行う
3点（中等度介助）	手で触れる以上の介助が必要。「50%～75%未満」は自分で行う
2点（最大介助）	「25%～50%未満」は自分で行う
1点（全介助）	「25%未満」しか自分で行わない

運動機能13項目，認知機能5項目で18項目について，7段階で評価するわけだ。ADL評価はFIMのほかにもバーセルインデックスなど有名なものがあるから，ほかの尺度も見てみるとよい。

なるほど，FIMには認知機能評価として社会的な機能や精神活動をカバーする項目が結構含まれているんですね。

そう。では次にQOL評価尺度も中身を見てみよう。たとえばQOL尺度の代表格であるSF-36の項目 (表4-5；SF-36の短縮版SF-12) とADL評価項目を比べてどうかな？

表4-5　SF-12 (SF-36の短縮版) の質問項目

問1　あなたの健康状態は？
問2　以下の質問は，日常よく行われている活動です。あなたは健康上の理由で，こうした活動をすることがむずかしいと感じますか。むずかしいとすればどのくらいですか。
　　ア) 適度の活動，例えば，家や庭のそうじをする，1～2時間散歩するなど
　　イ) 階段を数階上までのぼる
問3　過去1か月間に，仕事やふだんの活動（家事など）をするにあたって，身体的な理由で次のような問題がありましたか。
　　ア) 仕事やふだんの活動が思ったほど，できなかった
　　イ) 仕事やふだんの活動の内容によっては，できないものがあった
問4　過去1か月間に，仕事やふだんの活動（家事など）をするにあたって，心理的な理由で（例えば，気分がおちこんだり不安を感じたりしたために），次のような問題がありましたか。
　　ア) 仕事やふだんの活動が思ったほど，できなかった
　　イ) 仕事やふだんの活動がいつもほど，集中してできなかった
問5　過去1か月間に，いつもの仕事（家事も含みます）が痛みのために，どのくらい妨げられましたか。
問6　次にあげるのは，過去1か月間に，あなたがどのように感じたかについての質問です。
　　ア) おちついていて，おだやかな気分でしたか
　　イ) 活力（エネルギー）にあふれていましたか
　　ウ) おちこんで，ゆううつな気分でしたか
問7　過去1か月間に，友人や親せきを訪ねるなど，人とのつきあいが，身体的あるいは心理的な理由で，時間的にどのくらい妨げられましたか。

なるほど……。ADLの評価尺度には，トイレ，入浴，食事といった日常生活の具体的な項目が多いのに対して，QOLの項目は「仕事やふだんの活動」とか「心理的または身体的な理由で……」とかややあいまいな，漠然とした表現が多いように感じます。「元気いっぱいでしたか？」と「活力（エネルギー）にあふれていましたか？」っていう2つの似たような質問（SF-36の問9アとオ）があるけれど，どういう意図があるんでしょうね。

そうなんだ。そもそもQOLというのは実体のない架空の概念だから，それがどういう姿形をしているのかはわからない。それを明らかにするために，あたかもいろいろな角度から光を当ててその形を想像するように，複数の質問の回答を分析することによって対象者内面に存在するQOLをあぶりだしていくというのが心理学的な考え方だ。だからぱっと見，同じような質問や自分の価値観とはあまり関係なさそうな内容があると感じるかもしれない。シワシワが当初プライマリエンドポイントに設定しようとしていたQOLとはそういうものなんだ。実際に尺度の中身を見比べてみるとどうかな？

うーん……。実際にQOLの質問票を見てみると，これを今回の研究で第一のアウトカムに設定するのは微妙だと思いました。というのは，大腿骨頸部骨折後の疼痛や歩行のしにくさのようなものがQOLを低下させると考えましたが，QOLの質問項目を見ると必ずしも痛みや歩行のしにくさによるQOL低下を見ているわけではなく，もっと全体的なことを聞いている気がします。手術の優劣を語るにおいてはちょっと漠然としすぎていて結果の解釈が難しいというか，このスコアに差が出たとしてもそれが術式の差が原因であるとは断定できない気がします。

おそらく多くの臨床医がそういう意見だと思う。歩行の機能を見るためには，TUG (Timed Up and Go) テストや6分間歩行距離，そのほかにもCAS (Cumulated Ambulation Score) などのスケールがあって，こういうものを整形外科医や理学療法士が評価してスコア化していくほうが外科医にとって理解しやすいように思うね。

うーん。最初は，患者さんからの主観的なデータを数値化するということにすごく魅力を感じたんですけど，同じ主観的なデータであっても，専門家がスコアリングする身体機能の評価のほうが

重要な気がします。もちろん情報バイアスがないという前提での話ですけど。

ははは，実際にQOLの質問項目がなぜ重要なのかわからん，患者自身の評価で50点とか60点とか言われてもそれがどういう意味のある差なのかわからん，だからQOLはアウトカムとして無価値であり利用しないと，そう言い切る人もいる。

わかる気がします。たとえば，痛みとか倦怠感のような具体的な症状を患者自身にスコアリングしてもらうというのはよいと思いますが，結局QOLを評価する意味って何なんだろうって思ってしまいました。やっぱりQOLってあくまでも副次的なエンドポイントとして参考程度にみるということになりませんか？

やはりそこに戻るか……。まあ，そう思うのも無理はない。シワシワはまだQOLとは何か，という本質を理解しておらんのだよ。

QOLの本質……，何なんですか！！

われわれは心理学者でも宗教家でもないから，外科医の視点で"QOL"という言葉の意味をざっくりと理解しておけばいいと思うのだが，意外に**「自分の診療している患者さんにとってのQOLって何？」**という直球の質問に答えられる外科医は少ない。たとえば実際にアンケート調査を行ってみると，大腿骨骨折後の患者さんにおいて，歩行機能が同等であってもQOLに差があるということがある。それから胃切除後の患者を調べてみると，食後のおなかの症状や食べる量が同等でもQOLに差が出るということがある。これは何を意味するか，わかるかな？

同じ距離を同じ速度で歩いていても，QOLに差が出る……なぜでしょう？　わかりません！

4　QOL研究の実例　| 219

QOLの意味をざっくりと理解するには，**「楽しんで〇〇ができているか」を見ているスコア**だと捉えればよい。つまり「楽しく歩くことができているか？」を評価するのが歩行のQOLを調べるということになるし，「楽しく食事ができているか？」を調べることが食事のQOLを調べていることになる。

そう考えると，歩行のQOLが低い人というのは，一見ほかの人と同じように歩いているように見えるけれど，何らかの違和感を感じていたり，実際に痛みや転倒を起こすようなことはないのだけれど，そういう症状が出ないように無意識のうちに気を使って歩いているから，「歩いていても楽しくない」ということなのかもしれない。

食事のQOLが低いということは，食事の量やカロリー，食後のおなかの症状などに差はないのだけど，体重が減らないように無理に努力して摂取量を増やしているとか，おなかの症状が出ないように気を使いながら食べているので，自分の好きな物が食べられないとか，そういうことが原因で「食事が楽しくない」と感じているのかもしれないってことなんだ。

なるほど……。QOLの本質というのは，要するに「楽しく人生が送れているか」ということなんですね？ たしかに考えてみれば，当たり前のことですけど，なんだか臨床研究というとどうしても病態生理学的なメカニズムに目が行ってしまいがちで，股関節の手術をしたら痛みがどうか，歩行がどうかという，その測定精度を上げることばかり考えていました。

結局のところSF–36のような包括的QOL尺度では項目の内容が大ざっぱなので細かい手術術式の比較は難しい。かといって疾患特異的なQOL尺度というのがあるんだけど，それはそれで問題が多い。自分のRQに適した尺度を見つけるのは結構難しいものなんだ。世の中にはQOL尺度と銘打っていながら，実際には症状や機能を中心に見ているものも多いし，タイトルにQOLと書

かれていても実際にQOLを測定していない研究論文がたくさん
ある。そういうときには，「楽しんで……しているか」を評価する
のがQOLスコアである，という観点から考えてみるといいぞ。

直腸癌の手術を評価するQOL研究

では，具体的に直腸癌に対する術式を評価した研究例を見てみることに
します。

研究例：直腸癌の術式と放射線治療がQOLに与える影響

(Honda M, et al：J Surg Oncol 114：630-636, 2016)

● **研究の概要**

すでにp.197でも取り上げましたが，直腸癌の手術において"肛門を温
存する術式"は非常に魅力的に思われるのですが，実際に臨床研究として
人工肛門を作る術式と比較すると明らかなQOLスコア差がないという結
果が多いのです。図4-16に示すように，人工肛門の造設を回避するため
には切除吻合を伴う低位前方切除術（low anterior resection：LAR）が行
われますが，腫瘍の位置が肛門縁に近いと十分なマージンをとって切除す
ることが困難になるため手術の難易度が上がります。おなかのほうからア
プローチして直腸を切離することができない場合には，肛門側から内肛門
括約筋を切離する層でくり抜くように腫瘍を切除することもあり，これを
括約筋間直腸切除術（intersphincteric resection：ISR）と言います。

ただし，ISRはLARと比較して肛門括約筋の一部を切除しているので，
術後の後遺症状が重いと言われています。具体的には，肛門の締まりが悪
くなるので，便をがまんする機能が低下し，便失禁，便が漏れやすくなっ
てしまうという症状が出ることがあります。そして，さらに進行期の直腸
癌に対しては術前に放射線照射を行うことが多く（米国では標準的に行わ
れている），放射線治療によって肛門機能がさらに低下すると言われてい
ます。形ばかり肛門を温存しても，便失禁が多いと日常生活に大きな負担
を与えるのは想像に難くないことです。結果として患者のQOLは低いと

4 QOL研究の実例 | 221

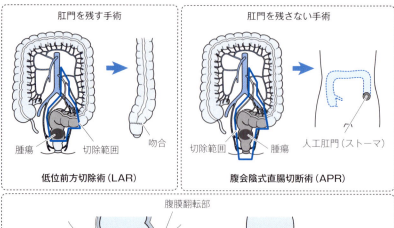

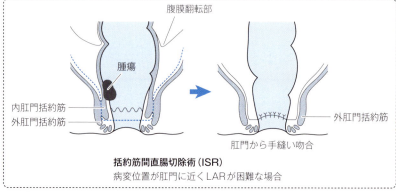

図4-16 直腸癌に対する手術の種類

思われます。

　そこで，この研究ではLARとISRについて，放射線を照射した場合としない場合でQOLを比較すること，さらには肛門を温存しない腹会陰式直腸切断術（abdominoperineal resection：APR）とQOLを比較することを目的に調査が行われました。

◉ QOLスコアと症状スコアを棒グラフにしてみる

　結果としてQOLスコアは図4-17のようになりました。QOLは点数が高いほどよいので，なんとなく放射線治療とISRの組み合わせが全体的にQOLにとって悪そうだな，という気はしますが，どうもはっきりしません。

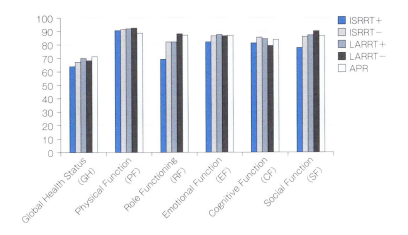

図4-17　直腸癌の術式とQLQ-C30スコア（QOLと機能スコア）
ISRRT＋：ISRと放射線治療，ISRRT－：ISRのみ，LARRT＋：LARと放射線治療，LARRT－：LARのみ．

次に症状スコアと経済状態についてそれぞれグラフにしてみる（**図4-18**）と，症状スコアは点数が高いほど症状が重いということになるので，ISRRT＋の群で不眠が多いなという気がしますがこれもいまひとつパッとしない結果に見えます．

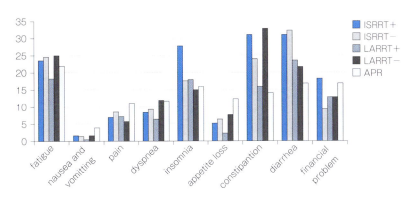

図4-18　直腸癌の術式とQLQ-C30スコア（症状スコア・経済状態）

QLQ-C30を用いた多くのQOL研究ではこのように記述統計量の棒グラフが示されて群間の検定が行われたりしますが，正直なところ結果がわかりにくいと言わざるをえません。そこで，この研究では棒グラフで示すだけでなく，各スコア値の平均値の差と，95%信頼区間の幅を図示することで感覚的に結果がわかりやすく伝えられないかという試みを行いました。

● 2群間の各スコア差の区間を表示する

図4-19は何とか肛門を温存しようとして放射線照射後にISRを行った患者（ISR＋RT）と，思い切って肛門ごと腫瘍を切除して人工肛門状態になった（APR）患者を比較したものです。

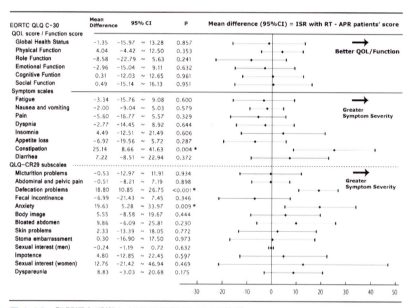

図4-19　肛門温存手術とAPRのQOLスコアの比較

中央のドット（・）はISR＋RT群とAPR群について，各QOLスコアの平均値を求め，その差を示しています。ISR＋RT群のスコアから，APR群のスコアを引き算しているので，

- QOL スコアは，差が0より大きければISRのほうがQOLがよい
- 症状スコアは，差が0より大きければISRのほうが症状が重い

ということになります（p.197の囲み参照）。慣れないとこのあたりのグラフの読み方が難しく感じるかもしれませんが，繰り返し論文を読んでいくとスムーズに頭に入ってくるようになります。

　結果として，GH，PH，RF，EF，CF，SFなどのいわゆるQOLスコアは点推定値も区間推定値も大きな群間差がないことがわかります。症状もほとんど差がありませんが，唯一"便秘"スコアがISRで不利となっています。肝心の"便失禁"についてはどうでしょうか。QLQ-C30には便失禁を評価する項目がありませんので，特異的モジュール（column⑬参照）である"CR29"を用います。その中で，fecal incontinence（便失禁）と defe-cation problem（排便の問題）のスコアを見てみると，便失禁は両群に大きな差はありませんが，排便の問題についてはISR＋RT群が明らかに症状が悪いという結果が出ています。

　「ISR＋RTはAPRと比較して便失禁は差がないけど，排便の問題で不利」

ということになりますが，いったいこれはどういう意味でしょうか？ なんとなくわかるけど，なんとなくわかりません。

column ⑬ 悪性腫瘍を評価するQLQ-C30と臓器モジュール

　本編でもたびたび登場する"EORTC QLQ-C30"は悪性腫瘍の患者を対象にしたQOL評価尺度です。ただし，同じ悪性腫瘍とはいえ，たとえば肺癌と脳腫瘍では疾患が引き起こす症状もそれに対する治療も全く異なるので，評価すべきQOLの構成概念も異なっていると思われます。胃癌や食道癌では食事がQOLに与える影響が大きいと思われますし，直腸癌や前立腺癌では性機能障害などの特有の問題があるでしょう。がん種によってはもっと別の特異的な質問項目を追加したくなります。そこでQLQにはC30に追加するタイプの"臓器特異的モジュール尺度"が用意されています（表）。乳癌患者を対象にQOL調査をする

4　QOL 研究の実例　**225**

場合にはC30とBR23を組み合わせて，合計53項目の質問紙によってスコアリングしていくことになります。これらの質問項目はEORTCのウェブサイト (https://www.eortc.org/) で閲覧することが可能です (原則英語の質問票ですが，どのモジュールが何語に翻訳されているかというリストもすべて公開されています。かなり幅広い国々で利用されていることがわかりますので一度ウェブで見てみると面白いと思います)。

表　モジュールの種類

対象疾患	モジュール名
悪性腫瘍全体	C30
肺癌	LC13
乳癌	BR23
頭頸部癌	H&N35
卵巣癌	OV28
食道癌	OES18
胃癌	STO22
子宮頸癌	CX24
ミエローマ	MY20
上部消化管	OG25
前立腺	PR25
大腸癌肝転移	LMC21
大腸癌	CR29
脳腫瘍	BN20
骨転移	BM22
肝細胞癌	HCC18
神経内分泌癌	GI.NET21

　なお，悪性腫瘍に対するQOL尺度は，米国ではFACT (Functional Assessment of Cancer Therapy) と呼ばれる尺度が開発され使用されており，わが国からは1990年ころに栗原稔先生らの開発したQOL-ACD (Quality of Life questionnaire for patient treated with Anti-Cancer Drugs) という尺度が臨床研究のアウトカムにしばしば用いられ，成果論文は一流誌にも数多く採択されています。

● 質問紙の内容を必ず確認する

　このように，**QOL研究の論文を読んでいてよくわからないと感じたときは，実際に質問紙の内容を確認しなければなりません**。このCR29モジュールにおいて，fecal incontinenceは，

　「肛門から不意におならが出ることがありましたか？」
　「肛門から便が漏れることがありましたか？」

　この2つの項目得点の平均値です。お気づきの方も多いと思いますが，APRの患者はすでに肛門がありませんので，質問の内容を変えなければなりません。CR29では人工肛門状態の患者に対しては，

　「人工肛門から不意におならが出ることがありましたか？」
　「ストーマ袋から便が漏れることがありましたか？」

という項目で採点されることになります。**なんと，違う質問に対する回答結果を比較していたのです！** まあなんとなく比較できるような，できないような……という気がします。そして，defecation problemの得点は以下の4つの項目得点によって算出されます：

　「便に血が付くことがありましたか？」
　「便にとろっとした粘液がつくことがありましたか？」
　「日中，何度も排便がありましたか？」（＊）
　「夜間，何度も排便がありましたか？」（＊）

　ただし，便失禁のときと同じように人工肛門状態の患者に対しては，下2つの質問（＊）が，

　「日中，何度もストーマ袋を交換しましたか？」
　「夜間，何度もストーマ袋を交換しましたか？」

という内容に変わります。
　このように**異なる質問の結果を同じように比較してよいのでしょうか？** 多くの読者は，このスコアが異なる質問のスコアであることを理解

していないように思いますが，はたして肛門からの排便と，ストーマ袋の交換頻度を同じに扱ってよいものでしょうか？正直，私の直感的な印象としては，便失禁とストーマから便が漏れることは全く異なる現象のように思いますし，排便に行く回数とストーマ袋の交換回数についても同じように比較してよいとは思えません。ストーマ袋の交換はたしかに大変ですが，夜間に何度も交換しなければならないような状態はめったにないでしょうから，ストーマ患者の得点は低く出るでしょう。逆にISR＋RT群では便の回数を聞いているのでどうしても高得点になってしまいそうです。

● 結果をまとめると……

この研究においても，前述のように症状ではいくつかのスコア差を認めたものの，QOLスコアはいずれも有意な差がありませんでした。この論文の結果を一言で書き表すとするならば，

ISR＋RTは排便の問題でAPRよりも不利だが，QOLはどちらも変わらない

ということになります。結局，どちらの術式を選択すればよいのかはっきりしないのでは？という意見もあるでしょう。苦労してQOL研究をやったのに，「なんだかよくわからない結果になって，結局術式選択のdecision makingに役立たないな」とがっかりする外科医の気持ちもよくわかります。

現状では，QOL研究はこういう全体的な結果を出してみて，まあ術前放射線療法はなんとなく悪そうなので無理にISRをせずに最初からAPRを検討してもいいかな，と感じる外科医がいたり，やっぱりISRの手技を工夫して肛門温存を目指すことこそ外科医の進むべき道だ，と決意を新たにする外科医がいたりと，そういう情報提供にとどまるのかもしれません。

幽門保存胃切除術の意義を問うQOL研究

● 幽門保存胃切除術 (PPG) とは？

胃癌に対する標準術式の幽門側胃切除術 (distal gastrectomy; DG) に対して，胃の前庭部を保存する幽門保存胃切除術 (pylorus-preserving gastrectomy; PPG) という術式があります (図4-20)。

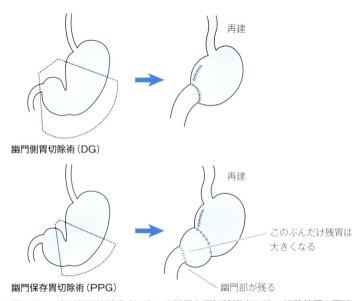

図4-20　幽門側胃切除術 (DG) と幽門保存胃切除術 (PPG) の切除範囲と再建

シェーマを比較するとPPGは残胃の容積が大きいので，DGよりもたくさん食事が食べられそうに思いますが，実際にはなかなか胃の蠕動運動が回復しなかったり幽門の開閉が適切に機能できないこともあり，食べ物がいつまでも胃の中に残ってしまう患者さんも多いのです。その結果，DGよりもPPGのほうが膨満感やもたれ感が強く出るという人もいます。DGとPPGははたしてどちらの術式がよいのか，という研究はわが国からたくさんの論文が発信されています。PubMedで検索するとPPGの意義を

問う臨床研究は約20編ほどヒットするのですが，その中で"QOL"を調査したとする研究が3つありました。ただし，実際には術後症状に焦点を当てた研究のようで，下痢やダンピング症状がPPGで有利であったとする報告です。単純に下痢やダンピング症状の程度が軽いのならQOLがよいと考えることもできるかもしれませんが，前述のとおり症状を起点にしたQOL評価には限界があります（「症状スコアとQOLスコアの関係」，p.193参照）。

第2章で紹介した術後症状の尺度"ES[4]"を用いてDGとPPGを比較すると，図4-21のような結果になります。多少はPPGがよさそうに思いますが有意な差はありません。この結果をもって「結局どっちの術式がよいのか」という臨床疑問に答えが出しにくいでしょう。まあ，一長一短があるならば，「余計な切除はしないほうがよい」と考えてPPGを選択すべきだという意見もありますし，これらはPPGに熟練した術者の成績なので，こういう機能温存手術は「慣れない術者がやると余計に機能が悪くなる可能性があるので安定した術式であるDGを行えばよい」という考え方もあるでしょう。

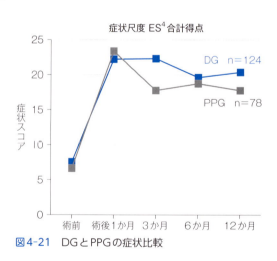

図4-21　DGとPPGの症状比較

● 胃癌術後のQOLとは何か？

　そこで，胃癌術後の患者にとっての特異的なQOLとはいったい何なのか？ということを掘り下げて考えてみます。ほかの疾患やほかの手術による術後症状と比較して胃癌の手術後にはどんなQOLに関する質問をすべきなのか，と言い換えてもよいでしょう。

　第1章でも述べましたが，そもそも私が研修医のときに消化器外科を志すことに決めたきっかけは「食事が食べられない患者さんは元気がない」ということから，手術で食事がとれるようにすることができる消化器外科医の仕事はとても重要だと思ったからでした。原点に立ち返ってみると，やはり胃切除術後の患者にとって最も特異的で重要な評価項目は，**食事が十分にとれているか**ということではないかということに思いが至りました。つまり"患者の食事の質"を評価してスコアリングすることができないかと考えました。

　では，"食事の質"とはどういうことでしょう。

- 三大栄養素やビタミンなどをバランスよく摂取できているか
- 必要なカロリーを満たしているか

ということも"食事の質"でしょう。ただしこれは第三者の観察によって評価できるハードなアウトカムです。実際，管理栄養士による聞き取り調査である程度評価できますし，カロリーを計算するソフトウェアなども販売されています。私が知りたいことはそういうアウトカムではなく，患者さんにとっての主観的な食事の評価なわけです。

　基本に立ち返ってみると，オラオラ先生がシワシワ君に指摘したように**QOL評価とは「楽しく〇〇ができているか」を評価すること**なのです。そこで新たに「楽しく食事ができているか」を評価するQOL尺度（EGQ-D）を作成し（column⑭参照），このPPG評価に利用してみました（**図**4-22）。

　面白いことに術後3か月ごろから一貫してPPGのスコアがよいという結果になりました。ES^4による症状では明らかな差が検出できなかったのに対して，食事のQOLは常に一定の差があるわけです。

4　QOL研究の実例 | **231**

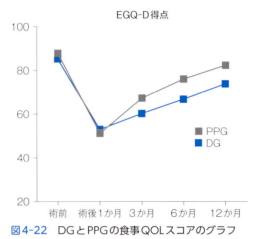

図4-22　DGとPPGの食事QOLスコアのグラフ

● 症状に差が出なくてもQOLを測定する意義がある

　ここからはスコアの解釈についての個人的な印象を述べます。胃切除後の患者さんは食事を食べすぎると膨満感やら下痢やら逆流やらダンピングやらと多彩な症状が出現して具合が悪くなるということがしばしばあります。だから，患者さんはふだんからそのような症状が出ないように気を使った食生活になっています。どんな患者さんも，日々いろいろなものを食べてみては，これはあまりよくないな，これはいけるかもしれないなと，トライアンドエラーを繰り返しながら食事の内容や，食べる時間，場所，食後の安静時間の確保など，いろいろな工夫をして生活しているのです。

　切除してしまった胃袋はもう元の大きさには戻りませんので，このような患者さんの努力によって，"症状"をコントロールしていくことになります。術後年数が長くなるにつれてそういう患者さんの努力が実を結び，症状の程度は徐々に軽くなっていきます。一方で，EGQ-Dスコアは「楽しく食事ができているか」が評価されているのです。バランスのよい食事かどうかとか，必要なカロリーがとれているかなどはこの際どうでもよく（本当はよくないですが），食べたいものや飲みたいもの（お酒とか脂っこ

いジャンクなものなども含めて）を自由に飲食できているかどうか，どこかに外出したときに友達とレストランで楽しく談笑しながらいろいろなメニューをシェアしたりして「食事を楽しんでいるか」が評価されるのです。そのため，本人が頑張っておなかの症状が出ないように努力しているという状況はマイナス評価になります。DGよりもPPGでは，そのような患者さんの「症状をコントロールする努力」のようなものが少なくて済むのかもしれません。それがQOLスコアの差となって表れているのかもしれません。

　このように食生活のQOLを評価することで，症状の評価とは違った角度からPPGという術式の意義が見えてくるかもしれません。何度も申し上げてきましたが多くの外科医は，術後の具体的な症状，食事の量やカロリー，体重の増減，骨格筋量の維持，血中蛋白値などに焦点を当てて報告しています。そして数少ないQOL研究では「症状に差はあるけれど，QOLスコアには差が出ない」ということを報告するものがほとんどでした。しかし，この例のように，逆に**「症状に差が出ないけれど，QOLに差が出る」**こともあるのです。QOL調査を行ううえでの秘訣は"研究対象にとって特異的なQOL"という概念をとことん突き詰めて考えること，そして適切な尺度を用いることなのです。

column 14　食事のQOLを評価する尺度の開発

　消化器外科診療に従事する筆者としては，これまでたびたび申し上げてきたように，手術後の患者さんの食生活について興味がありました。特に上部消化管の手術後には食事が思うようにならず，QOLの低下を招いているのではないかということが容易に想像されます。ところが，いざQOLの研究をしてみようと思ってSF-36の質問項目を見てみると，この尺度には食事に関する項目が含まれていませんでした。包括的尺度の中に含まれていないということは自分が思っていたほどに食事というのは健康関連QOLと関連が乏しいのだろうかとも思いましたが，消化器疾患を診療する身としてはそんなはずはないと思い直しました。やはり初心に戻って「食べることが患者さんのQOLに大きく寄与するだろ

4　QOL研究の実例　**233**

う」という立場で，胃癌や食道癌の術後患者さんの食生活を評価してみたいと考えました。

　そこで，新しい尺度"EGQ-D"の開発研究を行い，SF-36では測定できないような"食事に関連したQOL"というものを評価してみようと試みました（Honda M, et al : Ann Surg Oncol 22 : S848-S854, 2015）。このEGQ-Dが測定する概念は，胃切除や食道切除を受けた患者さんが「楽しく食事ができているか？」ということです。尺度開発についてはすでに第2章で概略を述べましたが，作成した40余りの項目プールから，最終的に8項目の質問に絞り込んで妥当性検証を行いました。測定する概念は「食事が楽しいか」という一点であり，この構成概念も明らかに1因子であることがわかっていたため，因子分析ではなく，項目反応理論という手法を用いて項目を評価し，尺度を決定しました。

5　QOL研究への期待

　さて，QOL研究の問題点ばかりクローズアップしてしまいましたが，今後どのようなQOL研究が期待されるでしょうか？　外科医目線でさらに本質的なQOLを追求するような臨床研究が発信できればと願っています。この節ではQOL研究への期待と題して，いくつか議論を補足しておきたいと思います。

歩行機能を評価する研究

　話が消化器外科のことばかりに偏ってしまいましたので，ここで，手術と歩行機能について考えてみたいと思います。というのは，"歩くこと"は"食べること"に並んで人間の生活にとって最も重要な機能の1つだと思うからです。「歩けるか，歩けないか」はHRQOLに重大な影響を与えていることは間違いのない事実でしょう。

　たとえば股関節の手術について，術後の歩行機能を術式間で比較する臨床研究について考えてみましょう。大腿骨頸部骨折などの手術後に歩行機能がどれほど回復するかという臨床研究はたくさんあり，そのアウトカム

234 ｜ 第4章　手術を評価するQOL研究

もおおむね一般的に利用されているものがあります。しばしば利用されているアウトカムは，6分間の歩行距離や，TUGテスト，CASなどでしょうか。これらは第三者（理学療法士など）が評価することが多いですが，いわゆる患者が自分で回答するQOL尺度としては"WOMAC（Western Ontario&McMaster Universities Osteoarthritis Index）"が国際的に普及しています。残念ながらWOMACには正式な日本語訳がないのですが，大まかには以下の17項目を5段階で評価しています：

〈WOMAC評価項目〉

①階段を降りる，②階段を昇る，③椅子から立ち上がる，④立っている，⑤床に向かって体をかがめる，⑥平地を歩く，⑦乗用車に乗り降りする，⑧買い物に出かける，⑨靴下をはく，⑩寝床から起き上がる，⑪靴下を脱ぐ，⑫寝床に横になる，⑬浴槽に出入りする，⑭椅子に座っている，⑮洋式のトイレで用をたす，⑯重い物を片付ける，⑰炊事洗濯など家事をする

なお，わが国ではいくつかの学会が合同で"変形性膝関節症の患者機能評価のためのJKOM（Japanese Knee Osteoarthritis Measure）"という疾患特異的尺度を開発しています。この尺度は，特に日本人の生活に適した用語がふんだんに用いられており，「布団の上げ下ろしなど」といったわかりやすい説明が付随しつつ25項目の質問で構成されています。

これらはPROなので，患者さんが日常生活の中での状況を自分自身で記載するということになりますが，実は"身体機能"を評価した項目ばかりなので，これは何も本人が報告しなくても他者が観察することでデータを得ることが可能です。ほかのSF-36やQLQ-C30などのQOL尺度にも，一部の質問項目で「1km歩けますか」とか，「重い荷物を持てますか」など，観察によって評価できる項目が含まれています。ここで，もうすこし歩行とQOLの関連について踏み込んで考えてみましょう。

食事のQOLと同様に"歩行のQOL"という概念を考えてみます。オラオラ先生の言葉を借りれば「歩行のQOL」とはすなわち，「楽しく歩いているか？」を評価することになります。楽しく歩いている，ただ平坦なリハビリ室を歩いてその距離を測るとかいうことでなく，歩くこと自体に楽しさ

を見出しているかどうかを評価することになります。具体的には，自分の
ペースで無理なく歩いているか，人とおしゃべりしながら，相手に気を使
わせずに歩いているか，目的地に歩いて到達することに楽しさや生きがい
を感じるかどうか，といった内容になるでしょうか？？

評価は疾患特異的であるべきか？

　面白いことに，現状の疾患特異的な QOL 尺度には "歩行を評価する尺
度" という概念はなさそうに思います。WOMAC にせよ JCOM にせよ，
「膝の手術」とか「股関節の手術」後の患者を対象にした QOL 尺度という分
類になっています。「病を診ずして患者を診よ」という格言があるように，
私個人の意見としては，QOL は「疾患に特異的」というより「日常生活に
おける行動や機能に特異的」であるほうが利用しやすいと思っています。
「歩行」「食事」以外では「睡眠」「コミュニケーション」「排泄」などがあるで
しょう。

　もうすこしくわしく説明すると，疾患特異的尺度は包括的尺度よりも対
象者が限定されているので，より疾患に関連した生活への負担を評価で
き，小さな差を検出しやすいのではないかと考えられています。しかし実
際に QOL 研究をやってみると，たとえば EORTC QLQ-C30 のように細か
く疾患別に尺度を作成していても，思ったほど概念がしっくり当てはまら
ないことも多いのです。というのは，ひとくちに胃癌，大腸癌と言って
も，ほとんどが治癒可能な早期癌の手術患者を対象にした研究と，治癒の
可能性が低いステージ IV 患者を対象にした研究とでは，QOL の構成概念
が異なっている可能性が高く，評価すべき項目が違ってくるのです。早期
癌の手術を受けた患者にとっては主に術後の消化器症状や傷の痛み，見た
目の変化，職場への復帰がいつごろから可能か，といったことが QOL に
関連する重要な下位概念になりそうですし，ステージ IV 患者では将来に
対する不安，化学療法による有害事象，医療者や家族とのコミュニケー
ション，金銭的な問題などが QOL の構成概念にかかわってきそうです。
また，さらに複雑なことに，最近では手術だけでなく化学療法，放射線療
法，免疫療法などを組み合わせた集学的治療が日常的に行われているの

で，臓器別に項目を増設しても評価すべき項目がさらに多様化してしまい，対応が困難ではないかと思います。

　歩行のQOLは食事のQOLよりもさらに測定が難しい概念ではないかと感じますが，どなたかQOLを追求する整形外科の先生や理学療法士の方がおられたら，ぜひそのような尺度開発に挑戦してもらえたらと願っています。

---

column 15　歩くことに主眼を置いた尺度があるか

　前回のコラム (p.233) で「食事」に焦点を当てたQOL尺度について述べましたが，このように生活の動作，機能に特定的な尺度というのは意外に少ないものです。患者から見れば，疾患がなんであろうと (胃癌だろうと十二指腸潰瘍であろうと)，または術式が何であろうと (幽門側切除だろうと幽門保存切除であろうと)，手術後に食事がおいしく食べられるのか，ということに興味があります。EGQ-Dは概念的にはどんな疾患であろうと，または健常者であろうと「楽しく食事ができているか」を評価することができる尺度です。

　そして，食事と同じくらい重要な日常生活動作として，"歩くこと""走ること""座ること"などが挙げられます。しかし，整形外科領域で用いられているPRO尺度には，「歩くこと」を評価した尺度が見当たりません。たとえば本編でも紹介したWOMACは，股関節バージョンと膝関節バージョンに分かれていて，疾患によって使い分けることになっています。またほかの尺度でも，腰痛はOswestry Low Back Pain Scale (OLBS)，膝の関節痛はKnee injury and Osteoarthritis Outcome Score (KOOS) など，解剖学的な部位における症状の程度を評価するものが多く，"歩行"のような大きな視点での機能やQOLを評価する尺度が見当たらないのです。歩行という複雑な機能にはもちろん股関節や膝関節，関節以外の組織や臓器も密接にかかわってくるので，このような部位別，症状別の尺度ではなく，歩行という大きな視点での評価が必要ではないかと思います。

　膝の手術も股関節の手術も，目的が歩けるようになること，走れるようになること，痛みがなくなることなのであれば，おそらく同じ概念を見ているはずなので，統一した尺度で評価できるのではないかと思われます。QOL尺度は包括的尺度と疾患特異的尺度の2つに分類されますが，今後は歩行や食事のほかに

5　QOL研究への期待　**237**

も，排泄，コミュニケーションなど，日常の生活動作そのものを評価するPRO尺度があると便利かもしれません。

QOLがプライマリエンドポイントになる条件

　次に，QOL研究を行ううえで，QOLがプライマリエンドポイントになりえる2つの条件について考えてみましょう。

① 手術の主目的が達成できる確率が非常に高い場合，または非常に低い場合
② コントロール（C）に対して評価する手術（E）が全く異なるアプローチの場合

　①にはどんな状況が考えられるでしょうか。たとえばステージI期の胃癌や大腸癌に対する手術はかなり高い確率で「癌の治癒」が達成可能ですので，なるべく侵襲が少ないQOLを損なわない術式を開発したいと考える外科医は多いでしょう。しかしステージⅢ期になると治る可能性がある程度低くなりますので，QOLを犠牲にしても長期的な予後を優先したいと思う外科医が増え，QOLは副次的アウトカムにすぎないということになります。ただし，ステージⅣ期となると，治癒の見込みがかなり低くなるため，やはりQOLを損なわない手術や治療を検討したいということになり，QOLがプライマリエンドポイントになりえます。実際，再発癌の治療において患者の興味は抗がん剤の効果よりも副作用に力点が置かれているという報告もあります。手術の目的が何かを明らかにし，その達成可能性がとても高いか，とても低いかを検討することがQOL評価の重要性を決定するわけです。

　次に②の「大幅に異なる2つの介入」を評価する場合について考えてみましょう。これは良性疾患の慢性期においてしばしば議論になりますが，手術と保存治療を比較するような研究です。悪性腫瘍の手術の場合，なるべく早く手術を受けないと治癒ができない，という思いが先立つため手術を

238 | **第4章** 手術を評価するQOL研究

受けることが前提です。そのため手術の術式にはそれほど大きな差はなく，せいぜい，「開腹手術をするか，ロボット手術をするか」「切除範囲を大きめにとるか，小さめにとるか」という程度の比較を行うことになります。しかし慢性疾患の場合には，今すぐに手術そのものをしなくてもよいというケースが多く，「いつ，どのように手術をするのか」という患者の自己決定権が重視されます。そのため，PROデータがたくさん報告されていると患者の判断材料として役立ちます。

　たとえば，腰部脊柱管狭窄症に対して手術をするかどうかというRQについて以下のPECOを想定します：

　　P：神経症状を有する脊柱管狭窄症
　　E：椎弓切除
　　C：理学療法（＋薬物治療＋生活指導）
　　O：1年後のQOL

　手術を受けた場合には手術前後の入院や通院などで時間やコストがかかる，その一方で大幅な症状改善が望めるかもしれない（あまり改善しない場合もあるが），理学療法でもある程度の効果が見込まれるが，こちらは治療期間が今後どのくらいかかるのか見通しが立ちにくく，精神的にもつらそうである。手術にはリスクもあるからしないに越したことはないが，全体として症状改善の期待値が高いのであれば手術を選択したい，でも……うんぬん，となかなか悩みの尽きない問題です。そこで，結局1年後のQOLはどうなんだ？という全体的な生活の質をざっくりと比べてみることで，手術を受けるかどうかを判断するという方法はありえるでしょう。明らかな差が出れば，そちらを選択する人が増えるでしょうし，結局どちらもQOLは同じであるというのならまずは理学療法を選択する人も多いかもしれません。

　前述のとおり，**慢性疾患の場合に手術を「いつやるか」という問題があり，その場合にはPの組み入れ基準に"重症度"をどのように設定するかを考える必要があります。**というのは，脊柱管狭窄症の症状が重症であれば，手術を行い不可逆的な神経障害や筋力低下を予防する必要があります。そこで，どのくらい重症ならば早期の手術，逆にどの程度ならば保存

5　QOL研究への期待　**239**

的に診てよいといった基準が重要になります。今回のPECOではPの組み入れ基準を神経症状がある患者とだけ規定していますが，神経症状の程度には大きな幅があり，実際に臨床研究を行うにあたってはどの程度の重症度の患者を対象にするかをじっくり考える必要があるでしょう。

ふつうに考えれば，筋力，歩行距離，しびれなどを評価して患者の組み入れ基準を作成した場合には，当然そのアウトカムは手術によって下肢の筋力が維持されているか，歩行距離が長くなるか，しびれ症状の改善がみられたかなどがエンドポイントになります。しかし，筋力は維持されているがしびれはよくならないとか，歩行距離は長くなったが歩行速度は遅くなったとか，複数のアウトカムがバラバラな結果になってしまった場合に，結局手術をしたほうがよいのか，しなくてよいのか判断に迷うことになります。そこで，**アウトカムを総合的に評価する指標としてQOLが適切であると考えるならばQOLがプライマリエンドポイントになりえるでしょう**，ということになります。

さらに言えば，筋力や歩行距離を測定すればたしかに客観的で解析しやすい指標になるかもしれませんが，患者さんそれぞれの置かれた生活環境はまちまちであるため，同じ筋力と歩行距離であってもQOLは全く異なるということがありえます。屋外で体を使った活動を好む人がいれば，屋内での趣味を楽しむ人もいるからです。そういう観点から，新たな臨床研究の考え方として"Pの組み入れ基準をもQOLで定義してしまう"という方法も考えられます。

P：QOLスコアが○点以下の脊柱管狭窄症患者
E：手術
C：理学療法
O：QOLスコアの改善

このPECOから得られる結論は，QOLが低い患者に手術をするとQOLが上がる（または下がる，変らない）ということであり，研究の意図が非常に明確になります。定期的にQOLスコアを測定し，ある一定の数値を下回った場合には手術をするとよいといった「いつやるか問題」への結論を導き出す手掛かりになりそうです。

240 | 第4章 手術を評価するQOL研究

虫垂炎の切除vs保存治療　再び

「いつやるか」問題とQOL評価について，第1章でも扱った「急性虫垂炎の手術と保存治療の比較」の研究例を思い出してもうすこし考えてみましょう。

P：軽度の急性虫垂炎
E：抗菌薬による保存治療
C：虫垂切除
O：……

というPECOについて，仮にアウトカムを「6か月後のQOL」としたらどうでしょう。軽度の虫垂炎というものをどう定義するかにもよりますが，ごく軽度の虫垂炎であれば保存治療は高い確率で成功します。たとえ保存治療に失敗し，結果的に手術を受けたとしてもそれほど重篤な病態に陥ったり，重度の後遺症が長期にわたって発生するとも思えません。もちろん，手術をすればほぼ間違いなく成功するでしょう。なので正直，「どうでもいいじゃん」と思われる外科医も多いでしょう（笑）。しかしアウトカム研究という観点からはこの問題はなかなか示唆に富むものなので，もうすこしだけおつきあいいただければと思います。

この急性虫垂炎に関するPECOは，①治療成功の確率が高く，②治療アプローチが大幅に異なる，という条件を2つとも満たしており「QOLがプライマリエンドポイントになりえる状況」と言えます。ではここでQOLをプライマリエンドポイントに設定した場合，どのような結果の解釈ができるでしょうか。やはりここでもQOLが何を見ているのか，という点に立ち戻って考える必要があります。一般論に立ち戻って，健康関連のQOLが身体的，精神的，社会役割的といった3要素から構成される概念であるとするならば，おそらく手術と保存治療において身体的QOLスコアに差が生じるとは考えにくいです。どちらもほぼ運動機能などに後遺症を残さず治療できるからです。問題は精神的または社会役割的要素でしょう。精神的QOLスコアに差が出たとすれば，それは「虫垂を切除しないことによる再発への不安感など」と，「虫垂切除後の傷の整容性への不満など」に差があるとい

5　QOL研究への期待　**241**

うことかもしれませんし，社会役割的QOLスコアに差が出たとすれば，入院期間や外来受診などの時間的，経済的負担が自分の仕事や人づきあいに影響が出たということかもしれません．自分では意識していなくてもなんとなく遠くへの旅行を差し控えたり，食生活に気を配ったりといった潜在的な負担感というものが測定できれば非常に面白い研究になるでしょう．

現状のQOL尺度でそこまで小さな差を検出できるとは思えませんが，実際にやってみないとわからない部分もあります．もちろん，Pの条件である軽症の虫垂炎という基準をもうすこし甘くして，中等症程度の虫垂炎も含めてみると，何割かは保存加療に失敗して結局手術になった患者が含まれてくるでしょう．ある程度の手術移行症例を含めたとしても長期的にQOLに変わりがないという結果になれば，まずは保存治療を選択する患者さんも増えるかもしれません．

6 QOLと効用値

さて，これまで述べてきたSF-36やEORTC QLQ-C30などのQOL尺度は，患者のHRQOLをいろいろな次元からくわしく測定する（またはできるのか）という目的で研究され，議論を繰り返してきました．これらの尺度はプロファイル型尺度と呼ばれます．

一方で主に医療経済の評価に用いられるHRQOL尺度があります．これはインデックス型，またはpreference based（選好に基づく）尺度などと区別されます．医療経済について外科医のレベルでざっくり知っておくべきことは（勝手に決めてしまいますが），**医療経済を議論するためには人間の人生の価値を数値化する必要があるということです．**

 さて，突然だが君の命の値段はどのくらいだと思っているかね？

 えっ，急になんですか？

 たとえば私が君を車でひき殺してしまったとしよう．私は君の遺

族にいくらの慰謝料を支払うだろうか。

あー，そういうことですか。昔，法医学の授業で習ったことがありますね。たしか，僕が将来稼ぐ見込みだったお金から生活費を差し引いたぶんを計算するんですよね。

理論的には大体合っている。法律用語で，逸失利益の計算と言うんだ。実際にはシワシワの年齢が28歳だから一般に67歳まで働くと仮定して，平均年収を仮に1,000万円とする。さらに生活費控除率を30％，これにライプニッツ係数（年利率5％で39年だと17.017）を掛け合わせると……1,000万円×（1－0.3）×17.017＝1億1,912万円といったところだな。

あ，思ってたより安い！

そうか？ 意外に高いじゃないか，ははは（笑）。

僕のような善良な青年をひき殺した先生には裁判員裁判で死刑が求刑されると思いますけどね！

まあ，冗談はそのくらいにして，医療経済の話をしよう。もし，車にひかれたシワシワに何も医療をしなければ"確実に死ぬ"と仮定する。しかしある手術を行えば完全に元どおりになるとする。

はあ。まあ実際にはありえない設定ですけど，仮定の話ですね？ わかりました。

そうすると，この手術にかけてよい予算は1億1,912万円ということになる。

いやいや，それはおかしいですよ。そしたら，年収の高い人を治

6 QOLと効用値　**243**

療するためにはたくさんお金をかけるけど，貧乏人にはお金をかけないというおそろしい世の中になってしまいます。

うむ，そのとおりだ。なかなか正論を言うではないか。いちおう，世の中では人の命はあまねく平等であるという建前になっているから，逸失利益の小さい高齢者にはお金をかけない，子供にはたくさんお金をかける，というふうにはなっていない。でも，医療費には限界があるから，どんな高額な治療でも保険診療で認めるというわけにはいかない。人ひとりの命を救うために，いったいどのくらいの治療費が許容できるだろうか。

うーん。検討がつきません。たしかに，ICUの患者さんのなかには，たぶん助けられないだろうなーっていう状態でも連日高額のγグロブリン製剤や輸血製剤が投与されている場合もあって，ちょっとどうなのかなって考えちゃいますけどね。

そうだ。人の命はお金に換えられないけれど，医療費は有限だから，どこかで制限を設けておかないと，国民全体の不利益になる。

なるほど，それはわかりました。でもQOLと医療経済の関係がよくわかりません。なんで，医療経済の評価にQOL測定が必要なんですか？

患者の命の価値を決めるのは慰謝料計算と違って年収ではないんだよ。患者の命の価値はQOLによって決まると考えられているからなんだ。たとえば，透析患者さんは透析をしなければ近いうちに亡くなってしまう。透析さえしていれば元気に生活できる人と透析をしていてもずっと寝たきり状態の人とでは，透析にかける費用の意味合いが違ってくる。仮に透析にかかる医療費が年間400万円だとして，元気な人には400万円かけても1年間寿命が延びるならそのほうがよいなと思うけど，寝たきりでQOLが低

い人に対しても同じ医療費をかけてよいのかなってことなんだ。

はぁ……。まあ，言いにくいですけど，寝たきりの人に透析を続けるかどうか疑問はありますね。

医療経済では，患者のQOLを0から1の間の数値に置き換えて生存年数に掛け合わせて計算したりするんだが，これからそのあたりをくわしく見ていくことにしよう。

効用値とQALYとは

　ここでAという薬剤の費用対効果について考えます。薬剤Aを使用すると平均で3か月の生命予後延長効果が期待できるとします。そこで，薬剤Aのコストがどの程度であれば費用対効果がよいと判断できるでしょうか。まず，この薬剤Aを使用すると3か月の予後延長効果があるといっても，それではAを4回使えば1年間生きられるとは臨床的に考えられないわけですが，原則として費用対効果においては1年間にかかるコストで議論されますので，仮にAのコストが100万円だとすると，1年分の効果を得るためには100万円×12÷3＝400万円のコストが必要になります。

　ここで問題になるのは，この3か月間という時間の価値です。全く健康な状態での3か月と，病気のために日中の半分は寝ていなければならない状態での3か月とでは価値が異なると考えられています。たとえば，日中の半分は寝ていなければならない人の1日の価値が，健康な人の50％しかないと仮定すると，せっかく3か月の生命予後が延長できたとしても，その価値は健康な人の1.5か月ぶんの価値しかないということになります。つまり寝たきりの人が"健康な人の1年と同じ価値の予後延長効果"を得るために必要なコストは100万円×12÷1.5＝800万円となります。このように医療経済においては患者のQOLを考慮して生存時間を割り引いて計算するのですが，その際に利用する割引率（上記の例では50％）を「効用値（utility）」と言い，効用値を用いて健康な人の生存年数に換算することを，QALY（Quality Adjusted Life Years：質調整生存年）と言います。そして，健康な人の

1年を1QALYと言い，1QALYを得るためにかかるコストを用いて治療の費用対効果を議論します。なお，薬剤Aと同じ効果を有する薬剤Bはコストが80万円だとすれば，1QALYにかかる費用は80×12÷3＝320万円となり，薬剤Aと比較して0.8倍のコストしかかかりません。この0.8を増分費用効果比（ICER；incremental cost-effectiveness ratio）と言い，標準治療に対する新規治療の費用対効果を評価する指標になります。

　1QALYの値段はいくらくらいが適正かという点について，一般論としてはしばしば透析患者の例が用いられます。というのは，透析にかかるコストが年間400万円くらいとして，ほかに併存症がなく透析さえしていれば健常人と同等の生活を送っていると仮定すれば，1QALYの値段は400万円ということになり，これがひとつの医療費の目安になります。薬剤Aは1QALYを得るために800万円のコストが見込まれるため，費用対効果が悪いということになります。また，腎移植は手術後にかかる年間のコストは130万円程度とされており，透析と比較してかなり費用対効果に優れた治療であると言えます。

どうやって効用値を算出するか

　さて，ここで問題になるのは，効用値とは何か，どのように測定するか，ということです。今までに何度も考えてきたように，QOLというものは他者の価値観によって決められるものではないという原則があります。そうは言ってもプロファイル型のHRQOL尺度はある程度一般的に想定される健康概念について評価せざるを得ないという問題点もありました。ここでいう効用値とは，これまたざっくり言うと「人間の満足感や幸福感を測定した値」ではないかと思われます。しかし直接的に人の満足感とか幸福感などは測定できません。まあ強いて言えば特定の脳内物質を測定するというのが現実的かもしれませんが，それはさておき，「直接は測定できないが人の選択は観察できる」ということが経済学的に重要です。

　たとえば，リンゴ，ミカン，ブドウの3つについて，日本人が好む果物はどれか，順序をつけるとします。多数決の結果，1位ブドウ，2位ミカン，3位リンゴとなったとします。では，この順位を数値化し，それぞれ

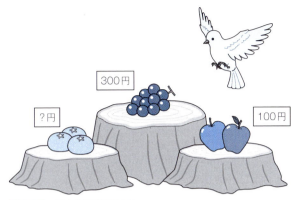

図4-23 ミカンの値段は？

に値段をつけるにはどうしたらよいでしょうか（図4-23）。1位を300円にして，2位を200円，3位を100円としたらよいでしょうか。いやいや，これは第1章で学んだようにあくまでも順序変数であり連続変数ではありません。1位と2位の間隔，2位と3位の間隔が等しいとは限りません。そこでこの3つの位置関係をもうすこし正確に知るために，このような質問をします：「ミカンを200円で販売します。こちらの黒い袋に入った果物も200円で販売しますが，こちらにはリンゴかブドウかどちらかが入っています。外からは見えませんが50％の確率でブドウが入っていますし，50％の確率でリンゴが入っています」。

この条件で，あなたはどちらを買うでしょうか。もしブドウが大好きで500円出してもブドウが買いたいと思っている人は，200円払えば50％の確率でブドウが買える（400円払えばブドウが手に入る）ので，喜んで黒い袋を買うでしょうし，リンゴの価値が50円しかないと思っている人はリスクを避けてミカンを選ぶでしょう。つまり，人々がどの果物をどの程度求めているのかという数値は直接的に測定しにくいけれど，**実際の行動すなわち何を選択したかという結果（これを「選好preference」と言う）を観察すれば間接的に計算することができるだろう**ということです。まあ，そうはいっても，この状況ではふつうに，「ブドウを食べたときの満足感を100としたら，ミカンとリンゴはどのくらいの値になりますか？」などと質問すればよいように思いますが，効用値とか選好という耳慣れない言葉が出てくる

6 QOLと効用値 | 247

ために理解しにくくなっているような気がしたので，すこし触れてみました．

HRQOLの効用値を算出するためには直接測定法と間接測定法の2種類があります．直接測定法は，先ほどの果物の議論と同様に「あなたの現在の1年間の価値は，健康な状態に換算するとどのくらいの時間と同等の価値があると思いますか？」というふうに直接聞いてみる方法です．これを時間得失法（time trade-off；TTO）と言い，実際に図示しながら患者さんに質問してみるとわかりやすいです．「現在の健康状態は非常に悪いので，この状態での1年間と健康な状態での3か月間を交換してもよい」ということなら，効用値は1/4（25％）ということになります．ただ，実際に患者さんにこの質問をしてみると意外に質問の意味がわかりにくい，そんなこと答えにくいまたは考えられないという意見も多く，私個人の意見としてはやや使いにくい方法であると感じています．

また，興味深い直接測定法として，**基準的賭け法（standard gamble；SG）** という方法があります．これもややわかりにくいかも知れませんが，以下のような質問を患者さんにします：

> 「仮にあなたの現在の状態から完全に健康な状態に回復できるようにする手術があるとします．ただし，この手術が失敗した場合には命を落とすことになります．手術の成功率が何パーセントなら，あなたはこの手術を受けますか？」（図4-24）

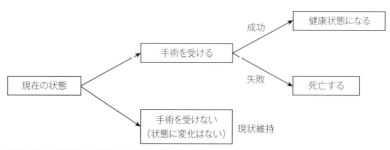

図4-24 効用値を推定するstandard gamble法

手術で確実に治るというのも，失敗すれば必ず死ぬというのも現実にはありえない極端な設定ですが，この質問で聞いているのは，あなたの健康

状態がどのくらいの質かということの裏返しになります。たとえば30％の成功率でもいいからその手術を受けたいというのであれば，現在のQOLが健康な状態の30％程度しかないということになりますし，95％の成功率が確保されていないと受けたくないという人のQOLは95％くらいあるのだろうと推定します。ただし，これらの直接法による測定は私の経験上でも実際に臨床現場で患者さんに質問をしていくことに大変な手間がかかります。そこで，間接測定法が開発され，EQ-5D（英国），SF-6D（米国），HUI（Health Utilities Index）（カナダ）などが知られています。

間接的に効用値を求める質問紙「EQ-5D」

　現在わが国で最も使用されている効用値の間接測定法のための質問票は「EQ-5D」です。これは下記の5項目の質問のみで効用値が推定できるという簡便さもあって多くの医療経済的な研究で利用されています。従来は回答形式が3段階のリッカート式になっていましたが，より情報量を多くするために5段階のバージョン（EQ-5D-5L）が開発され普及しつつあります。

〈EQ-5 D-5 Lの内容〉

A）移動の程度

　　1．歩き回るのに問題はない

　　2．歩き回るのにすこし問題がある

　　3．歩き回るのに中程度の問題がある

　　4．歩き回るのにかなり問題がある

　　5．歩き回ることができない

B）身の回りの管理

　　1．自分で身体を洗ったり着替えをするのに問題はない

　　2．自分で身体を洗ったり着替えをするのにすこし問題がある

　　3．自分で身体を洗ったり着替えをするのに中程度の問題がある

　　4．自分で身体を洗ったり着替えをするのにかなり問題がある

　　5．自分で身体を洗ったり着替えをすることができない

6　QOLと効用値　**249**

C) ふだんの活動 (例：仕事，勉強，家族・余暇活動)

1. ふだんの活動を行うのに問題はない

2. ふだんの活動を行うのにすこし問題がある

3. ふだんの活動を行うのに中程度の問題がある

4. ふだんの活動を行うのにかなり問題がある

5. ふだんの活動を行うことができない

D) 痛み/不快感

1. 痛みや不快感はない

2. すこし痛みや不快感がある

3. 中程度の痛みや不快感がある

4. かなりの痛みや不快感がある

5. 極度の痛みや不快感がある

E) 不安/ふさぎ込み

1. 不安でもふさぎ込んでもいない

2. すこし不安あるいはふさぎ込んでいる

3. 中程度に不安あるいはふさぎ込んでいる

4. かなり不安あるいはふさぎ込んでいる

5. 極度に不安あるいはふさぎ込んでいる

　この5つの質問について回答結果を5ケタの数値で表現し，換算表を用いて効用値を決定します。たとえばAを1，Bを1，Cを1，Dを2，Eを1と回答したら11121で，効用値は0.8978となります。この換算表はウェブ上にも公開されていたり，Excelを用いた便利な計算ソフトなどもあり，簡単に求めることができます。

　このようにして得られた効用値を生存時間と掛け合わせることでQALYを算出します。EQ-5Dを用いた悪性腫瘍に関する報告もたくさんあります。ただし前述のとおり，癌の治療は経過が長いため，実際には治療中に効用値は刻々と変化していきます。この場合，曲線下の面積の割合が治療期間における効用値ということになります (図4-25)。

250 | 第4章　手術を評価するQOL研究

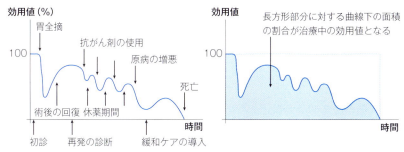

図4-25 効用値の経時的変化

効用値はQOL値なのか

　ひとくちにQOLを研究していると言っても，そこにはいろいろな立場の研究者がいます。本章で長々と解説してきたように，第一に，そもそもQOLとは何かという疑問から入って，QOLをどのように捉え，どう測定すべきか，というQOLの構成概念を考え，QOL尺度の中身について深く追求する立場があります。第二に，EORTC QLQ-C30のようにすでに普及している尺度をいかに適切に臨床研究に利用するか，どのように解析するかという臨床研究の方法論や結果の解釈について研究する立場があります。そして第三に，QOLを数値化して費用対効果の研究にうまく利用しようとする医療経済学的な立場があります。前二者の立場と第三の立場には大きな溝があるようで，プロファイル型のQOL尺度を開発したり利用したりする前二者の立場から見ると，効用値を測定する尺度はQOLの概念の多面性・多次元性を全く無視しており，QOL尺度とは認められないと考える人もいます。実際，EQ-5Dのような尺度はたしかに簡便に調べられるので便利なのですが，たった5つの質問で他人の人生の価値を数値化してしまうのはかなり無理があるでしょう。これは医療経済という学問が，個々のQOLの本質的な議論を追求するというよりも，国や自治体というかなり大きな集団を相手にその最大公約数的な数値化を必要とした結果のように思われます。

　そういう意味では，本書の大きな目的である「一般の外科医が思いつくような身近なRQ」について，患者のQOLをアウトカムとしたPECOを

作った場合，EQ-5Dは適切な尺度とは言えません。しばしば，質問項目が少なく患者やスタッフの負担が少ないなどの理由でEQ-5Dを利用しようとするケースが見受けられますが，自分が知りたいアウトカムが何なのかという最初の一歩に立ち返ってじっくり考えてみる必要があるでしょう。

● 本章のまとめ

本章ではQOLをアウトカムにする臨床研究（QOL研究）について考えてきました。しばしば，手術の術式を評価するQOL研究では「症状スコアは差が出るけれどQOLスコアは差が出ない」という結果を見かけます。その原因は手術という最も上流に位置する要因と，QOLという最も下流に位置するアウトカムの直接的な関連を見ることができていない可能性が高いということを知っておく必要があります。小さな術式の特徴や差を検出するためにはなるべく上流のアウトカムを評価する必要があるものの，真のアウトカムになりえるのは下流に位置するものが多いというジレンマが常に存在し，多くの研究者が悩みながらQOLを測定しているということも知っておくとよいでしょう。一方で，「症状に差がないけれど，QOLに差がある」という逆パターンもありえるという例も取り上げました。

QOLとは何かという問いに対しては，「楽しみながら○○ができているか」という視点をもつと概念が整理されやすいと思います。QOL研究を実施する際にはあまり“疾患特異的”な尺度を利用することにこだわらず，“歩くこと”や“食べること”といった日常生活の所作に特異的な尺度も開発していく必要があるだろうということも述べてきました。

この章はとても読みにくい内容が多かったかもしれません。私自身，第3章までと比較すると，この第4章は非常に苦しんで長い時間をかけて執筆しました。何度も書き直し，調べ直ししながらすこしずつ進んできましたが，QOLというのはまだまだ奥が深く，議論が尽きないテーマです。もっともっと書きたいこともあるのですが，現状ではQOL研究の意味不明さがますますクローズアップされて収拾がつかなくなるおそれもありますので，本書ではここで終わりとさせてください。この続きは次の機会に必ず書き進めていこうと考えていますので，よろしければまたおつきあい

ください。

第4章 のまとめ

- QOLを測定するということは、「楽しんで〇〇ができているか」を測定することである。
- QOL研究の問題点として以下の5つがある：
  - ①研究の意義がわからない＝QOLの概念が人によって異なる
  - ②症状のスコアとQOLのスコアを混同している＝QOLの構成概念が人によって違う
  - ③測定不能交絡の存在がありそう＝手術とQOLスコアの因果関係が不明
  - ④患者の価値観が時間とともに変化する＝レスポンスシフトの問題
  - ⑤値のもつ意味が不明確＝MIDの推定が必要
- 疾患特異的尺度が必ずしも研究者の目的とする測定概念を見ているとは限らない。QOL尺度を利用する前に、その中身の項目をじっくり読んでおく必要がある。
- QOL尺度は、点数が高いほどQOLがよい。症状尺度は、点数が高いほど症状が重い。
- QOLは手術から見て最も下流にあるアウトカムである。支流の影響を排除するのは難しい。
- 「手術の主目的が達成できる確率が非常に高い場合または非常に低い場合」、「コントロール（C）に対して評価する手術（E）が全く異なるアプローチの場合」にQOLは重要なアウトカムになりえる。

本章のまとめ | 253

エピローグ

　今日も病院のレストランには患者さんの行列ができていた。レストランの前に置かれた黒板の「本日の定食・蒸し鶏のポン酢煮びたし」という大きな文字が目に入る。その下には「塩分1.5 g，炭水化物14 g，脂質5 g，タンパク質27 g」とも書かれている。実にヘルシーである。そして同じフロアの売店では，お弁当コーナーの「有機野菜たっぷり和風弁当」が飛ぶように売れている。

　「変われば変わるもんだね，ギラギラ君」

　シワシワ君は実に感慨深いという面持ちで売店の弁当を買っているギラギラ君に声をかけた。

　「ちょっと前まではうちの売店，揚げ物とか塩分高そうなおかずばっかりの弁当しか売ってなかったもんね」

　「そうだねー。最近売店のお弁当がすごくヘルシー志向になったし，味付けもいいから毎日買ってるんだ。おかげでお腹の調子がいい気がする。これもみんなヨボヨボ先生のおかげだね」

と，釣銭をポケットにしまいながらギラギラ君が答える。

　「ヨボヨボ先生，意外と権力あったんだなー。今やってる改修工事もほとんどヨボヨボ先生の指示で動いてるらしいよ」

とシワシワ君が言う。

　「まあなんにせよ，病院がよくなって患者さんも喜んでいるからね。よかった，よかった」

二人の外科専攻医は，ヘルシー弁当を買い，早足で医局に向かって歩いて行った。そしてまた午後からのオペに備えるのであった。

　最近，シワシワ君たちの勤める病院が大きな変貌を遂げている。病院のレストランや売店の出入り業者はすべて変わった。病室のリフォームが進み，これまで一般病床ではトイレの排水管が腐敗して気になる臭いを発していたが，これらは大掛かりな工事の末，高級ホテルさながらの清潔感あふれるトイレに生まれ変わった。
　そして市中病院にはよくある話だけれど，無計画な増築を繰り返したことによって手術室と病室をつなぐ廊下はストレッチャーが通るときに何か所もガタガタと揺れるポイントがあった。これもきれいに改修され，ストレッチャーや車いすがスムーズに通行できるようになった。

　ヨボヨボ先生は，急性虫垂炎で入院して抗菌薬での治療を開始したものの，結局痛みが強くなり，3日後にオラオラ先生による腹腔鏡下虫垂切除術を受けた。最後まで同意書のサインを渋っていたが，家族に説得されしぶしぶ手術を受けることにしたのだ。
　術後管理を担当した病棟のナースの言によれば，

　「ヨボヨボ先生，超しょぼかった」

とのことであった。どうやらヨボヨボ先生は痛みが我慢できず，日中から何度もコールして鎮痛薬を使用するわりに，全く離床が進まず，術後1週間も尿道カテーテルが抜けなかったということである。3日おきにシワシワ君を呼び出しては，「なんか不安だからCTを撮れ」と迫っていたという話もある。

　そんなヨボヨボ先生だったが，自分が患者になってたくさんの気づきがあった。二日酔いの外科医に手術をされそうになる恐怖，十分な説明と同意がなくどんどん手術の方向で話が進んでしまう恐怖，痛みが強いときに研修医にしつこく触診される恐怖。患者の立場になってみると，病院はとても怖いところに思えてくる。

256 ｜ 終章　エピローグ

ヨボヨボ先生は手術が終わったあと，ストレッチャーで病棟に戻る際に，何度もガタガタと揺れるのでそのたびに創部に激痛が走ったと振り返る。そのほかにも，病院の設備がいかに不備が多いかということにも気づかされた。術後にようやく食欲が出てきたので売店に行ってみるとジャンキーな弁当やインスタント食品ばかりで，食べたいと思うものが全くなかったこと，病室は個室のトイレはきれいなのに病棟の共同トイレは排水溝の臭いがきついこと，見舞客が来てもゆっくり話をするスペースがないこと，などなど……。

　ヨボヨボ先生は退院後，このような問題点を解決するために一念発起し，奮闘するようになった。医局の飲み会では，翌日手術がある医師は飲酒してはいけないというルールができた。手術の説明文書はくわしいものが作成され，インフォームドコンセントをとるための面談室も作られた。そして，大掛かりな病院回収の予算が組まれ，トイレの排水管や渡り廊下の改修を進めた。さらに，レストランと売店の出入り業者もすべて入れ替えてしまったのである。ヨボヨボ先生の改革案は功を奏し，病院は活気づいてきたようだ。

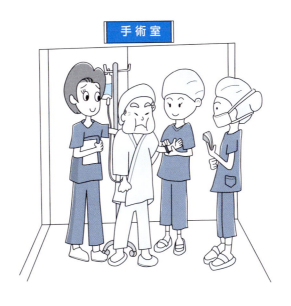

しかし，実はシワシワ君は気づいていたのである。こうした問題は，しばしば患者さんや患者さんの家族からクレームが出ていたことを。これまでたくさんの患者さんから，トイレが臭いこと，売店で買いたいお弁当がないこと，レストランの味付けが濃いこと，渡り廊下がガタガタと揺れること……，そういう意見は寄せられていたのだった。

　それにもかかわらず，医師や病院の管理者はほとんど聞く耳をもっていなかった。そんなことより，内視鏡手術のタワーを購入すること，MRIを増やすこと，手術室を拡張すること，電子カルテに新しいシステムを導入すること，に力を入れていたのだ。このような事業には数千万から億単位の予算を投じているのに，渡り廊下の改修すらしてこなかったのはなぜだろうか？

初心忘るべからず

　世の中には，弱い立場の者がいくら訴えていても改善されないものがたくさんあります。同じ事案を強い立場の者が意見すればすぐに解決できるにもかかわらずです。患者さんや研修医がいくら訴えても病院の設備やシステムは改善されないけれども，同じ内容をしかるべき医師が意見するとすぐに改善されてしまうことがあります。

　今回ヨボヨボ先生は，自分自身が患者になって初めていろいろな病院の問題点に気がついたのです。しかし，その後のヨボヨボ先生の行動力を見ると，たぶん若かりしときには患者さんに寄り添う優しい研修医だったに違いありません。

　「初心忘るべからず」とは室町時代の猿楽師"世阿弥"の著書『花鏡』に書かれたものです（図終-1）。この言葉の意味は，単に若いころの気持ちを忘れるなというだけの意味ではありません。

　世阿弥が書いた3つの初心は，

是非の初心忘るべからず
時々の初心忘るべからず
老後の初心忘るべからず

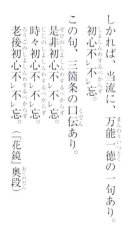

図終-1　世阿弥『花鏡』奥段

ということでした．これは，どんなに経験を積んでいっても"その時々"で初めての経験ということがあり自分の未熟さを感じることがある，そうしたときに自分の未熟さを正面から受け止めて新しい事態に挑戦していく心構えが必要で，それを初心と言っているのではないかと思います．勝手に外科医に置き換えれば，"是非の初心"は研修医から卒後10年目ころまで，"時々の初心"は10年から30年目ころまで，そして，"老後の初心"は30年目以降くらいを想定するのかもしれません．ヨボヨボ先生はきっと老後の初心を思い起こしたのでしょう．ときおり，患者の意見を聞いて治療方針を変えるなんてけしからんという意見をもつ人もいます．当たり前のことですが，医師が優先したいことと患者が大切にしていることは大きく違うものです．立場が違えば，求めるアウトカムが違うのは至極当たり前です．医師もそのうち患者になるのですから，そのことを想定して患者目線の臨床研究を組み立てることは決して見当違いのことではないでしょう．

　臨床系のカンファランスでは，「何を言っているか」ではなく「誰が言っているか」，「何が正しいか」ではなく「誰が正しいか」という理論が横行しているのは誰もがご存知のことと思います．患者の言うことだから当てに

ならない,あの教授の言うことだから間違いない,研修医がそんなこと言う資格ない,部長がそう言っているのだからそうしなければならない……という,非論理的,非科学的言動があたかも当然のように飛び交っているのではないでしょうか。臨床医学は経験に裏打ちされた意見というものが発言力を高めますので,これは致し方ない部分もありますが,一方で"臨床研究"のカンファランスでも同じ論理を持ち込もうとする人がいます。狭い業界の常識に流されることなく,臨床研究を計画する際には自分が調べたいことについて自分の力でデータにするという努力が必要です。"自分が調べたいことは何か"そして"どうやって調べればよいのか"を追求していくときに,アウトカムリサーチという言葉を思い起こしていただき,本書がすこしでもお役に立つのであれば誠に幸甚であります。

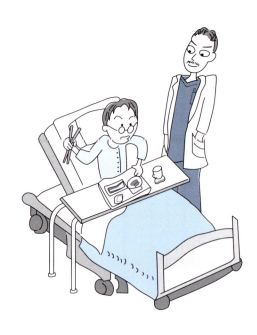

おわりに

　臨床研究を計画するときには，常に自分の設計したアウトカムが誰にとって重要なのか，外科医にとってはどうか，患者にとってはどうか，という自問自答を繰り返し深めていくことが大切です。"外科医が目指す手術"と"患者が期待する手術"とは何か。この命題を考えるためには何よりもアウトカムそのものを深めていく作業が必要なのです。

　本書を通じて伝えたかった一番のメッセージは，"患者目線のアウトカムをデータにすることはとても難しい"ということです。患者報告型アウトカム（PRO）やQOLは使い勝手の悪いアウトカムかもしれません。だからこそアウトカムそのものを研究することで，もっと使い勝手のよい指標を開発していく努力が必要です。それはほかでもない外科医自身が行うべき研究なのだと思います。

　毎日何度もベッドサイドに足を運ぶような忙しい臨床医が，業務と両立できる研究は何かと聞かれれば，私は「患者の生の声を形にする」研究がよいのではないかと考えています。アウトカムそのものを深めていく作業を通じて，外科医のプロフェッショナリズムを高めてくれるヒントがたくさん見つかると思います。

　今後も皆様の手術に対する情熱が，多くの患者を幸せにしてくださることを祈念して本書を終えたいと思います。最後までお読みいただきました読者の皆様には，厚く御礼を申し上げます。

謝辞：この場を借りて，本書の執筆にあたり，企画から校正まですべての過程において常に適切な助言をいただきました株式会社医学書院 医学書籍編集部 飯村祐二氏に深謝を申し上げます。

本多　通孝

索引

和文

あ

アウトカム
　──, SPO　135
　──, 患者中心　49
　──, 患者報告型　59, 70
　── の真贋　56
　── の設計　17
　── を数値化する　37
アウトカムリサーチ　17
安定性　113

い

イメージトレーニング　178
インデックス型尺度　242
医療経済　242
医療の質の評価　135
一貫性　113
因子的妥当性　104
因子分析　104

え

エンドポイント　52
　── の真贋当てクイズ　56

か

カッパ係数　44
価値　62
"懐疑主義系" 研究　32
外的妥当性　62, 64
概念の命名　106
合併症　59

患

患者中心アウトカム　49
患者の話をよく聞かない医者　8
患者報告型アウトカム　59, 70
間隔尺度（間隔変数）　39

き

既知グループ妥当性　111
基準関連妥当性　111
基準的賭け法　248
級内相関係数　45

く

区間推定　28

け

健康関連 QOL　190
検者間信頼性　45
検者内信頼性　45

こ

効用値　245
　── の算出　246
後遺症　59
後遺症状　59
項目プール, 尺度開発　94
構成概念妥当性　103

さ

サロゲートエンドポイント　54
暫定版質問紙の作成, 尺度開発　97

し

施設ボリューム　144
視覚的アナログスケール　38

時間得失法　248
疾患特異的尺度　192, 236
悉皆調査　64
質調整生存年　245
質問票　59
尺度　59, 79
　——，歩くことに主眼を置いた　237
　——，手術を評価する　154
　——，食事の QOL を評価する　233
尺度開発　81
　——，Delphi 法を用いた　160
　—— の手順　93
尺度開発研究　59, 81
　——，上部消化管の術後症状を評価する
　　　　　　　　　　　　　　　　85
手術
　—— の技量の測定　140
　—— のトレーニング　167, 177
　—— を評価する QOL 研究　181
手術経験数　144
手術手技
　—— そのものを評価する　125
　—— を評価した研究　148
手術ビデオ　153
手術評価尺度　154
　—— の作成　157
術後症状　59
術者の技量の測定　140
順序尺度（順序変数）　39
初心忘るべからず　258
症状固定　59
症状スコア　193
上部消化管の術後症状を評価する尺度開
　発研究　85
情報バイアス　30
食事の質　231
"職人系"研究　31
心理尺度　59, 79

信頼性係数　113, 164
信頼性検証，尺度開発　113
真のエンドポイント　54

す

図，結果の見せ方　46
数値的評価スケール　38

せ

セカンダリエンドポイント　27
折半法　113
選好　52, 62, 247
　—— に基づく尺度　242

そ

ソフトアウトカム　37, 70
増分費用効果比　246
臓器特異的モジュール尺度　225

た

ダブルバーレル質問　97
ダンピング症候群　118
妥当性検証，尺度開発　103
代替エンドポイント　54

て

テスト–再テスト法　113
デルファイ法　160
天井効果　41
点推定　28

と

トレーニング，手術の　167, 178

な

内的一貫性　114
内的妥当性　62
内容的妥当性　103

の

脳トレ　178

は

ハードアウトカム　37
バイオマーカー　55
パイロット調査, 尺度開発　96

ひ

ビッグデータ分析　64
ビデオ　153
　―― がない場合　153
費用対効果　62, 245
表, 結果の見せ方　46
表情尺度スケール　38

ふ

フェイススケール　38
プライマリエンドポイント　27
プロファイル型尺度　242
"部活系"研究　31

へ

併存的妥当性　111

ほ

歩行機能を評価する研究　234
歩行の QOL　235
包括的尺度　192
本調査, 尺度開発　101

め

メンタルトレーニング　178

ゆ

ユーザーの満足度　60
床効果　41

よ

予測モデル研究　10

ら

ラーニングカーブ　167
　――, 典型的な　173
　―― とは何か　171
　―― に関する臨床研究　175
ライプニッツ係数　243

り

リスク差　29
リスク比　29
リッカート式　99
率　29
臨床的に意味のある最小の差　208

れ

レジストリ研究　64
レスポンスシフト　203
連続変数　40

わ

割合　29

欧文

ギリシャ文字・数字

κ 係数　44
95%信頼区間　29

A

ADL（activities of daily living）　215
Anchor-Based approach　209
APPAC 試験　32

B

Bluebelle Wound Healing Questionnaire
　(WHQ)　115
brain training　178
BREAST-Q　116

C

Clavien-Dindo 分類　42
Clinical Global Impression Improvement
　scale（CGII scale）　209
cognitive training　178
COSMIN（COnsensus-based Standards
　for the selection of health
　Measurement INstruments）　93
CR29　71
Cronbach の α 係数　113, 164
customer satisfaction（CS）　60

D

Delphi 法　160
―― の欠点　165
Distribution-Based approach　209
Donabedian's SPO　135
DSRS（dumping syndrome rating scale）
　　120

E

EBM（evidence based medicine）　62
ECOG-PS　92
effectiveness change point　172
EGQ-D　234
EORTC QLQ-C30　195, 225
EQ-5D　249
ES[1]（Esophagus Stomach Surgery
　Symptom Scale）　106
ES[1]/EGQ プロジェクト　85
expert plateau　174

F

FACE-Q　116
FACT（Functional Assessment of
　Cancer Therapy）　226
Figure. 結果の見せ方　46
FIM（Functional Independence
　Measure）　216
FRS（face rating scale）　38

G

GERT（Generic Error Rating Tool）
　　155
GOALS（Global Operative Assessment
　of Laparoscopic Skills）　155
GSRS（Gastrointestinal Symptom Rating
　Scale）　107

H

Harris hip score　36
Health Related QOL（HRQOL）　190

I

ICC（intraclass correlation coefficients）
　　44
ICER（Incremental cost-effectiveness
　ratio）　246
image training　178
initial learning curve　174
inter-rater reliability　44, 164
intra-rater reliability　44

J

JKOM（Japanese Knee Osteoarthritis
　Measure）　235
JOA hip score　36

索引 │ 265

K

known-groups validity 111

L

learning effort 173
learning outcome 173

M

MDC(minimum detectable change) 211

mental training 178
MICD(minimum important clinical difference) 208
MID(minimum important difference) 207

modified Delphi 法 165

N

National database 65
NCD(National Clinical Database) 12, 64

non-technical skill 155, 166
NRS(numeric rating scale) 39
NSQIP(National Surgical Quality Improvement Program) 65
NSQIP Surgical Risk Calculator 10

O

OSATS(Objective Structured Assessment of Technical Skills) 149, 154

Outcome 18, 135

P

patients global rating questionnaire 211

PCO(patient centered outcome) 49

P

PECO 18
PICO 18
population-based study 64
preference 247
preference based 尺度 242
primary learning curve 174
PRISM Ⅲ 153
PRO(patient reported outcome) 59, 70
PRO Guidance 80
PRO-CTCAE 76
Process, SPO 135
proportion 29
PS(performance status) 92

Q

QALY(quality adjusted life years) 245

QLQ(quality of life questionnaire) 195
QOL(quality of life) 181
——, 胃癌術後の 231
—— がプライマリエンドポイントになる条件 238
—— と効用値 242
QOL 研究 181
——, 直腸癌の手術を評価する 221
——, 幽門保存胃切除術の意義を問う 229
—— の問題点 189
—— の意義 190
QOL スコア 193
—— と手術の因果関係 197
QOL-ACD(Quality of Life questionnaire for patient treated with Anti-Cancer Drugs) 226

R

RAND/UCLA appropriate method (RAM) 165

rate　29

S

second learning curve　174
SEIQoL(Schedule for the Evaluation of
　　Individual Quality of Life)　205
SF-12　217
SF-36　190, 192
Sickness Impact Profile(SIP)　192
SPO　135
standard gamble(SG)　248
Structure, SPO　135
Surveillance, Epidemiology, and End
　　Results(SEER)Program　65

T

Table，結果の見せ方　46
technical skill　155
test-retest 法　113

The Non-Technical Skills for Surgeons
　　(NOTSS)System　166
then test　204
time trade-off(TTO)　248
TNM ステージ分類　41

U

utility　245

V

VAS(visual analog scale)　38
Volume-Outcome Relationship　144

W

WHOQOL　192
WOMAC(Western Ontario &
　　McMaster Universities Osteoarthritis
　　Index)　235

著者紹介

本多通孝（Michitaka Honda MD, PhD）

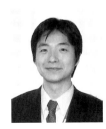

福島県立医科大学低侵襲腫瘍制御学講座（寄付講座）教授
2003年 日本大学医学部卒。2012年 京都大学大学院医学研究科修了。亀田総合病院，東京都立駒込病院で外科研修終了後，川崎市立川崎病院，京都大学再生医科学研究所，日本学術振興会特別研究員，がん研究会有明病院，University of Michigan，総合南東北病院，福島県立医科大学災害医療支援講座を経て，2017年より現職。
First またはCorresponding Authorとして30編以上の論文を欧文誌に掲載。忙しい外科の診療現場から発信する"面白くて役に立つ臨床研究"を目指して活動を続けている。

資格
医学博士
日本外科学会専門医，日本消化器外科学会専門医，日本消化器外科学会指導医
日本内視鏡外科学会技術認定医，日本食道学会食道科認定医
日本臨床疫学会上席専門家

著書
［単著］
『外科系医師のための手術に役立つ臨床研究』（医学書院，2017）
［編集，共著］
『外科専門医受験のための演習問題と解説 第1集増補版』（医学書院，2016）
『外科専門医受験のための演習問題と解説 第2集』（医学書院，2017）